「統合失調症」の本態を探る

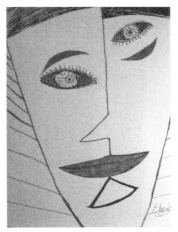

― 哲学まで進歩する精神病理学と
科学として開かれた脳科学である
認知行動科学の狭間で
「人間学」はどこへ行く ―

定塚 甫
Jozuka Hajime

風詠社

※引用部分は本文構成上の都合で文体や記号などが
　原文のままでない場合があります。

(緒言)

　未来に禍根を残すことのなきよう、本邦の最大公約数として、概念をも含めた呼称が基本から変えられました。これまでの「精神分裂病」と病態あるいは生態が、いかなる事態を招こうとも「統合失調症」であると、現存在をも含めた呼称として変貌する歴史を作り上げてきました。この呼称は、国際的に精神神経学を学ぶ人たちにより深く受け止められたものであるがゆえに、前へ進むことがあったとしても、決して後戻りすることはありえないということが約されています。

　この意味では、精神医学史上初のことであり、初めて症候学で国家を統一した「DSM-Ⅲ」と似たところがあります。

　しかし、大きな違いは、DSM-Ⅲの米国人の最大公約数を症候学的に纏めたものと、この度の症状を含めた「呼称」を世界的に統一した見解でコンセンサスを得て、この時の哲学を含め、これをほぼ永続的に使用していくことが約されたという意味では、天と地の違いと言えるでしょう。

　私は統合失調症として統一された時に積極的に同調した精神科医ではなく、消極的であれ、この診断名については異論を挟む余地がなかったと記憶していますし、また口を挟むべきでもありません。口を挟むことによって精神医学史が作り上げた貴重な変遷を、大事な変遷を、暴力で壊すようなことになりかねないと思う次第です。

　よって、余程の大きな知見が認められない限り、永続的に

統合失調症の研究・治療を続けることになります。

　ここまで至らしめた同胞の纏められた理念は、今後、同様の研究論文を記す時には、必ず示されることとなるでしょう。

　本稿は、これらの事柄を十二分に納得した上で、狂気に似た金沢学会以降の混乱に完全な終止符を打つ出来事が起きたのだと認識すべきと受け止めています。それゆえ、これまで統合失調症と行き着いた診断を纏められた先生方の数々の言葉を必ず記すことにより、今後の歴史に責任を持ち続けるべきと考えます。

目 次

緒言	3
1. 統合失調症とは	10
2. 疾病を知る科学	45
3. 統合失調症の脳科学	48
4. 精神病理学	50
文献	126

「統合失調症」の本態を探る

――哲学まで進歩する精神病理学と科学として開かれた脳科学
である認知行動科学の狭間で「人間学」はどこへ行く――

精神神経学会と臨床現場において——

　すでに本邦では、精神障害者の「心を癒す」ための精神療法という概念そのものが消失し、その代わりに出てきたのが、精神障害者の認知機能を挙げることにより作業効率を増加させていくという「認知行動療法」などという技法であり、それが蔓延するようになってきています。この方法でしたら、たとえうまくいかなくても「患者の側の問題、患者の認知機能が上昇していないゆえに、効果が上がっていない」ということになり、全てが患者側の責任として帰結されているようです。

　本来、医学医療というのは弱者のための学問であり、弱者に作業を課す仕事ではなかったはずです。以前の精神分析療法や芸術療法などは、治療者が悩み抜いた上での提案であったために、治療者自身が悩むのが先決でした。これは、弱者が強者と同等になるまで支え続け、晴れて弱者が強者と同じ立脚点に立てるようになった時が強者の勝利であるとともに、これまで弱者に甘んじてきた病者の勝利の夜明けとなっていくはずでした。もちろん、このようなことは決して容易なことではありません。

　米国で流行した分析医の告訴が流布されたことがありました。精神分析においては絶対に行われないはずの「解釈」が日常茶飯に行われ、その解釈を告げられたクライアントの自殺・自傷が激増したのです。

当然、自由の国である米国ですから、患者の主張を告訴に持ち込むことなど当然の結果だったのです。その後、リーマンショックを経て、精神分析医が方向転換として示した「認知行動科学」が前面に出てきたのでした。
　この認知行動科学とは、社会的強者であろうが弱者であろうが、皆、自らの責任で解決していくべしと規定したものでした。元来、個別化あるいは個人の独立の著しい米国には、たやすく受け入れられたのでしょう。もちろん、これと同時に精神分析などという告訴を待っているような治療法は、押し入れにしまわれたのです。
　しかしながら、病者はあくまで病者であり、助けを求めて医学医療の世話になろうとやってこられるのではないでしょうか。30年前に精神病院の入院患者激減政策が行われた時には、病院を追われた患者たちはバッグ・レディ、バッグ・ボーイとなって街を彷徨うようになり、1日でもそのような人たちを見ない日はなかったと聞いています。

1. 統合失調症とは

統合失調症という呼び名のついた疾患が存在すると言われるようになり、以下の経緯で、「精神分裂病」という一疾患単位の呼称から、多因子性の特有の症状群としての「統合失調症」と認識されるようになりました[1) 2)]。

日本精神神経学会は2002年8月、1937年から使われてきた「精神分裂病」という病名を「統合失調症」に変更することに決めた。それに伴い、厚生労働省は精神保健福祉法に関わる公的文書や診療報酬のレセプト病名に「統合失調症」を使用することを認め、同年8月に各都道府県・政令都市にその旨を通知した。現在、メディアや出版業界など多くの領域で、精神分裂病を統合失調症に変更する作業が進められている。

呼称変更までの経緯

今回の呼称変更は、全国精神障害者家族連合会が日本精神神経学会にその変更を要望したのが契機となった。1993年のことで、「精神が分裂する病気」というのはあまりに人格否定的であって本人にも告げにくい、変えて欲しいという主旨であった。同学会は1995年に小委員会でこの問

題を取り上げ、翌年に「Schizophrenia の訳語の歴史」[1] をまとめた。そのなかで、schizophrenia を訳出する時に「その訳語が当事者にとって社会的な不利をもたらさない」という内容を原則に加えることや、「病」ではなく「症状群」であることを指摘した。

　その後、「精神分裂病」という病名自体が当事者の社会参加を阻んでいる可能性に注目し、その侵襲性と病名変更の必要性について調査を始めた。学会員、評議員と当事者へのアンケート調査、総会におけるシンポジウム（札幌：1996年、宜野湾：1998年）やワークショップ（仙台：2000年）を行うとともに、仙台総会の会長講演「精神分裂病はどこまでわかったか」[2] では、近年の精神医学の進歩に基づいて「精神分裂病」の概念を見直して、発症脆弱性でこの病気を規定する医学概念を医療に応用することは回復者の余生に深刻な不利益を生じるので危険であり、医療には臨床症状群で規定した疾病概念を使用すべきことを提唱した。

　こうした経緯を経て委員会では呼称変更に関する中間報告を1999年に作成し、それを理事会に報告した。2000年に発足した新理事会ではこの問題を重視し、呼称変更のための特別委員会と拡大特別委員会を設置した。その後、家族会アンケート、一般市民からの意見募集、公聴会などを行い、新しい呼称候補を3つに絞った。

　2001年7月よりこの呼称候補3つに関するアンケート

を実施し、同委員会は2002年1月の理事会に「統合失調症」への呼称変更を提案し、理事会が承認し、6月の評議員会でこれを議決し、同年8月の総会で正式に決定した。

変更の理由

　第一は、近年、精神障害の治療目標が疾患次元にとどまるのではなく、ノーマライゼーション（一般社会のなかで、障害者が障害をもたない人とともに普通に生活できること）が最も重視されてきたことである。それは、精神医学に課せられた社会的生命の保証でもある。医療が疾患レベルを超えて全人的であるべきことはすべての医学領域で広く認識されているところであるが、精神障害への誤解や偏見が存在する精神科では極めて大切なことである。

　現在の精神医療は、症状を改善して患者の社会生活機能を高めることを目指して行われているはずである。症状を改善しようとするあまり向精神薬の大量・多剤併用療法を行い、副作用の認知障害（記憶障害や注意障害）や神経症状（錐体外路症状など）で患者の社会生活機能を損なったり、症状の消失を目指すあまり入院が長期化し、そのために実社会での生活機能が低下するようなことはあってはならないことである。

　問題は、そうした精神医療を受けて回復した人が再び社会（家庭、学校、職場など）に復帰する時の、社会の側の

受け入れである。回復して戻ってきた人が「精神分裂病」で治療を受けていたと知った時、他の病気から回復した人と同等に社会は受け止めているであろうか。

　この問題を解決するには、「精神分裂病」という病名に刻まれた誤解と偏見、それによる不当な差別を解消する必要がある。スティグマを生じている理由について、委員会では「精神分裂病」という訳語自体が適切でないことと、その疾病概念が古く誤った疾患概念を引き継いでいるという2点を重視した。

　「精神分裂病」という訳語の不適切さと「精神が分裂する病気」という人格否定的な響きについてや、「精神分裂病」と翻訳した当時の疾患概念や診断基準と現在のものとの比較については別項でとりあげたい。呼称が持つ人格否定的な響きとその古い疾患概念のために、「精神分裂病」と診断されたことで患者の自尊心が傷つき、回復者の受け入れを社会が逡巡してきたことを否定することはできない。ノーマライゼーションを基本原則とする医療とケアにとって侵襲的である「精神分裂病」という呼称を変更して、治療意欲が高まるような新しい呼称と疾病概念を必要としたのである。

　第二の理由は、最近の精神医学の進歩によって精神分裂病の疾患概念がかなり変わったことである。それは、四半世紀前の教科書の記載の修正を要するほどのものであった。新旧の主な疾病概念を比較すると、表1のようである。

表1：疾病概念の比較

	精神分裂病（旧）	統合失調症
疾病概念	一疾患単位 （早発痴呆が中核）	特有の症状群 （多因子性）
指標	脳の発症脆弱性で規定	臨床症状群で規定
疾病と人格	不可分	別の次元
原因	不明	神経伝達系の異常 成因に異種性が存在
重症度	重症	軽症化
予後	不良	過半数が回復
病名告知／心理教育	困難	容易
治療	主に薬物療法	薬物療法と心理社会療法

　今では、精神分裂病とは人格荒廃に至る重症、予後不良の疾患であるという古い疾患概念規定はすでに否定されている。長期予後でも過半数が回復し、重度障害は20％以下とされているのである。最近は軽症化が指摘されており、さらに社会生活機能を損なうような副作用が少ない新世代の抗精神病薬が登場した。2001年のWHO精神保健レポートにも、適切な薬物療法と心理社会的なケアを受ければ、初発患者の過半数は完全かつ長期にわたる回復を期待できると明記されている。

　最近の神経画像解析や神経伝達系機能の解析、遺伝分子生物学的な研究成果によりその病態はかなり解明されており、脳ドーパミン神経系の過剰反応を主とし、前頭前皮質

における興奮性アミノ酸神経系の機能低下や視床・大脳辺縁系の病態を伴うことが明らかにされている[2]。また、完全に回復しても服薬中断によって頻回に再発したり、家族や周囲の人のネガティブな感情表出で再発しやすいことから、適切な服薬継続と心理社会的なケアがこの病気の長期転帰を大きく左右することも確認されている。

　アメリカ精神医学会による多軸診断の普及も注目される。多軸診断法では精神分裂病は第1軸の病気であり、患者の人格は第2軸で評価される。「精神分裂病者」とか「分裂病者」という言葉はもはやメディアにも登場しなくなったが、それでも何か事件があると過去の病歴や治療歴が報道されたり、分裂病者という表現の研究論文があとを断たない。「精神分裂病」と診断されると、すでに病気が回復して久しいのに「分裂病者」とされ、第2軸で評価されるはずの人格が失われているか、損なわれているように誤解されやすい。急性期の症状は人格全般に及ぶことはあるが、回復すれば本来の自分を取り戻すことができるのである。

　第三の理由は、新たな医療を展開できることであるが、これについては別項で述べたい。

（「精神経誌」98、102より）

このように過去連綿と「精神分裂病」と呼ばれ、おざなりの研究に留まってきた単一疾患が、改めて「症候群」として見直され、それにより当然ながら社会的評価も研究目的、治

療法も全ての分野においての取り組みに大きな変化が見られたのです。

なぜ病名変更なのか

　今回新たに「統合失調症」と訳されることになったschizophreniaという病気は、これまでは「精神分裂病」と呼ばれてきました。もし、皆さんが精神医学の知識があまりない立場にいたとしたら、「精神分裂病」という文字を目にして、あるいはこの病名を聞いて、どのような病気をイメージするでしょうか。人間が社会で一緒に暮らしていくために必要な「精神」が「分裂」してしまっている病気……やることなすことがバラバラで、とても一緒に暮らしたりできない「怖そう」な病気、と感じてしまうのではないでしょうか。

　もちろん、皆さんはすでに医学・看護学・福祉学等々を身につけておられるでしょうから、病名というのは単なる記号にすぎない、この病気には幻覚や妄想があって、等々と説明することができるでしょう。しかし結局、「この病気は精神が分裂していて、わけが分からないことを言ったりしたりする」と、どこかで納得してしまうのではないでしょうか。目の前では普通に見える患者さんに対しても、ついこのように納得してしまうのは、病気の実際の姿以上に、病名が持つ力によるところが大きいのです。私たちは、

病名を単なる記号としてだけではなく、内容を手短に表したシンボルとして受けとっています。そして、その病名が持つイメージを通して、目の前の病気を見てしまいます。言葉の力とは、そういうものです。ですから一般の人たちよりずっと知識を持っている医療関係者ですら、「精神分裂病」という病名を見ただけで、予断を持って患者さんに接してしまいがちです。

　病気に対して客観的になることを職業柄身につけている私たちですらそうなのですから、「精神分裂病」と診断され、その名前を告げられた患者さん自身や、その家族の混乱と絶望の気持ちはどのようなものでしょうか。今ある症状ですら大変な苦しみを強いられるものなのに、その病名までが追い打ちをかけるようにのしかかってきて、その人の人格を否定し、尊厳を奪おうとしています。

　この病名をなんとかしたいという気持ちは、患者さんや家族の当事者ならびに一部の精神科医療関係者の間にしだいに広まってきつつありました。1993年に、「全国精神障害者家族連合会」が日本精神神経学会に対して、病名変更を検討してほしいとの要望書を出しました。この要望は、病名変更が単なる名称の問題ではなく、精神障害に対する差別と偏見をなくしていく活動の一環であるということを、はっきりと述べたものでした。

　今回の病名変更は、この要望を受けた学会が10年近くに及ぶ議論を重ねてきた結果、ようやく実ったものです。

「統合失調症」という新たな病名が浸透していくためには、この病名のほうが、社会・医療・当事者にとって適切で好ましいものであるということが、多くの人々に受け入れられることが必要です。

この項では、なぜ「精神分裂病」という従来の病名が捨てられねばならず、新しい病名「統合失調症」が適切なものなのかを説明したいと思います。この理由を、一人ひとりの医療従事者に納得していただくことが、精神障害に対する差別や偏見をなくしていくという、病名変更の最初の目標につながるのです。

「精神分裂病」という病名の不適切さ

では、なぜ「精神分裂病」という病名が、不適切で侵襲的なのでしょうか。これに対しては、当事者への配慮を含む社会的理由と、この病気の実態をどう表現するのがよいのかという医学的理由があります。医学的理由については、別項でとりあげられますので、ここでは主に社会的理由を述べておきましょう。

まず第一に、「精神分裂病」という日本語の病名が定められた70年も昔と、現在の精神科医療の違いがあります。当時は、統合失調症の方でも病気として扱われて病院にやってくる患者さんは、非常に重症の方々だけでした。しかも、病院に来たとしても、当時の精神科医療には治療と言えるほどのものは何もない状態でした。ですから、統合

失調症の患者さんたちは、自然に落ち着いて家庭で介護できるようになるまで、病院に収容されるしかなかったのです。しかし、落ち着くまでの長い時間の間に、引き取る家族は亡くなり、一生を病院で過ごすことが稀ではありませんでした。

　そのような背景のなかで、精神科医療従事者は、統合失調症の治療についてどんどんと悲観的になっていきました。医療従事者が抱く悲観的な考えは、やがて社会にも浸透していき、「精神分裂病」は不治の悲惨な病気というイメージが作られていきました。

　しかし、社会に出て生活したいと望む患者さんや、その声に応えようとしてきた彼らの家族や医療従事者の努力によって、少しずつではありますが、病院もそれまでの長期入院を強いてきた治療法を反省し、患者さんが地域で暮らしていくことを援助するように変わってきました。そして、薬物療法を始めとする治療の進歩も加わって、病気をコントロールしながら地域で生活する患者さんが増えてきました。最近では、統合失調症の病気で悩む人たちのなかにも、病気を抱えながらも社会生活を営んでいる方や、ごく平凡な普通の人生をまっとうされる方も多いことが知られるようになりました。

　こうして患者さんをめぐる状況が大きく変化しているのに、病気の名前が不治の悲惨な病気であると考えられていた時代のままであっては、当事者にとって何らかの利益が

あるはずがありません。もし今、schizophreniaという病名を初めて翻訳しなければならないという場面を想像してみれば、果たして「精神分裂病」という翻訳が行われるでしょうか。

　第二に、病気の治療に対しても情報開示が必要とされるようになった時代の変化があります。インフォームド・コンセントという言葉が示すように、医療における患者─治療者関係は、対等のパートナーとみなされるようになりました。これからの時代の医療は、患者さん本人が自己決定権を持って、主体的に治療に参加していくことが基本となりつつあります。

　もちろん精神障害の場合は、病気の激しい時には、情報を正しく理解して自分を守るための選択をするという能力が低下している場合があります。しかし、多くの場合、病気が落ち着き、安心できる治療環境と十分な時間が保証されれば、普通の人と変わりなく現実的な判断を下せることがほとんどなのです。

　しかし、そのためには、病気についての正しい知識や治療の方向や今後の予想される出来事について、治療者は患者さんのその時々の状態に合わせながら、上手に情報を伝えることが必要です。そのなかには当然、病名も含まれます。ところが、多くの医師が、「精神分裂病」という病名が持っていた人格全体を否定するような運命的な響きのために、患者さん本人に病名を伝えるのに躊躇を感じていま

す。このことは、治療の内容や社会的な支援について、患者さんが自分で情報を集めたり考えたりすることができない状態に放っておかれているということです。

　第三に、これからの時代の福祉は、どのような障害を抱えている人も、この社会に暮らす限り社会的な権利が平等に保証され、自分らしい生活を送るための援助が得られることが目指されています。これを、ノーマライゼーションと呼んでいます。もちろん、これらの実現には多くの障壁が立ちはだかっていますが、理想として目指すべき方向とされなくてはなりません。精神障害者の福祉も、この例外ではありません。

　しかし、一般の人たちが「精神分裂病」という病名を通じて感じるのは、人間性の全体がバラバラになっていて何をするか分からない恐ろしい病気であるというイメージでしかありません。精神障害者が社会のなかで当たり前の生活を求めようとしても、このようなイメージを持つ「精神分裂病」という病名が社会の差別や偏見を助長し、精神障害者やその家族を暮らしづらくさせています。

　もちろん、病名の問題は、社会的な差別や偏見を生んでいる原因のうちの、ほんのわずかなものにすぎません。しかし、どんな病気であれすっかり医師に任せて病人は何も知らなくてよい、精神病は社会から隔離しておけばよいという時代に作られた「精神分裂病」という病名を、当事者の苦痛を無視してそのままにしておいてよいという理由は、

何もないでしょう。病名の変更は、このような時代は終わるべきだということ、終わらせなければならないという願いの象徴なのです。

「統合失調症」に込められた意味では、「統合失調症」という新しい病名は、患者さんと家族、そして社会に対して何を伝えることができるでしょうか。

以前の病名である「分裂」という言葉からは、私たちの心は「統一」されていることが当たり前で、それができていないのはおかしいのだという感じがしてしまいます。しかし実は、私たちは普段どんな時でも心のうちは混沌としていて、さまざまな外界の刺激を受けたり雑念が浮かんだりしていて、まさに常に分裂状態にあります。このようななかから、うまく刺激をより分けたり雑念をやりすごしたりして、なんとか目の前のことがこなせる状態に保たれているのです。つまり私たちは常にかなりのエネルギーをさいて、思考や行動を必要なひとつの方向に「統合」しているのです。

このような「統合」の機能が何かの拍子に不調をきたすと、余分な刺激にさらされた神経に対して幻覚が起こったり、疲労した思考はそれに対して批判的になれなくて現実感覚を失うということが起こります。このようなことは、たとえば雪山で遭難して体力気力とも限界に達した時には、誰にでも起こりえることです。「統合失調症」の方は、いわば「人間関係で遭難しやすい」方たちと言えるかもしれ

ません。

　さらに、「失調」という言葉には、このように統合がうまくいかなくなった状態が、一時的なものであり、回復可能なものであるという意味があります。「調子」は「出たり」「出なかったり」具合が微妙に変化するのであって、体や神経そのものが壊れているということではありません。「統合失調」には、「精神分裂」という言葉が持っていた、取り返しのつかない崩壊であるというイメージはありません。

　つまり、「統合失調」という病名が意味していることは、大変な症状と思われている幻覚や妄想のような症状も、健康な時にはそれを防いでいる「心（脳）の統合機能」が疲労して不調をきたした、回復可能な状態であるということなのです。

　最後に、最近の研究では、この病気はひとつの原因から起こるひとつの病気であるという考え方に対して疑問が持たれています。そのために、ひとつの病気というイメージの強い「病」ではなく、いろいろな原因から起こるいろいろな状態の集まりであるという意味の「症」という言葉が使われています。このような考え方の根本的な変化は、患者さんそれぞれの病気のありようを先入観にとらわれずにじっくり診ていくという、私たちの態度の変化を引き起こすでしょう。

当事者参加の医療に向けて

　もちろん、病名が変わったからといって、病気の苦しみがなくなるわけではありませんし、精神障害に対する偏見や差別がなくなるわけではありません。また、病名や病気の知識を患者さん本人に伝えるという、インフォームド・コンセントの実践が簡単なものになるわけでもありません。どのような病気であれ、病名告知には細心の注意と思いやりが必要です。

　しかしそれでも、今回の病名変更は当事者が医療に参加するという、これからの医療が歩むべき方向の象徴です。ここに述べた「統合失調症」の考え方、説明の仕方は、今後、医療従事者が当事者とともに考えていくための、最初の手がかりにすぎません。新しい言葉に新しい意味を込めていくためには、私たちの日々の診療が、患者さんたち当事者に対して開かれたものであることが大切です。

　　　　　（高木俊介「精神神経誌」〈なぜ病名変更なのか〉より）

精神分裂病から統合失調症へ

　統合失調症は、かつては早発痴呆とか、精神分裂病と呼ばれ、基本的には治りにくい病気であると考えられていました。この病気に有効な治療薬が発見されたのは、1950年代です。それ以来、患者の治療と社会復帰は容易となり、先進各国においては地域における医療の推進が求められてきました。し

かしながら、日本を始めとする一部には、まだ旧来の不治の疾患であるとのモデルが根強く残り、患者の社会復帰を妨げ、入院の長期化につながってきました。

　現在では各種の治療薬が開発されるとともに、社会復帰のための支援システムが整備されつつあり、この疾患へのイメージが急激に変貌しつつあります。以下では、この疾患の治療モデルの変遷を歴史的に振り返り、併せて名称変更の意義について述べてみたいと思います。

道徳療法の時代

　現在の統合失調症に相当する病態が明確に記述されたのは、1899年のドイツのクレペリンの「早発痴呆」が最初ですが、すでにフランス大革命において精神病患者を鎖から解き放ち、人道的に処遇するという革新がなされていました。「人間は人間らしく扱えば人間らしくなる」という主張のもとに進められた処遇の改善は、実は症状の改善にも大きな効果があることが分かり、道徳療法として、当時の医学雑誌の巻頭を飾るほどに世間の注目を集め、英、仏などに急速に普及しました。内容は、教会などのゆったりとした建物に患者を住まわせ、読書、作業、ティータイムなどからなる日課を与えるというものです。しかし19世紀中頃から、ダーウィンの進化論に影響された変質学説がフランスを中心に盛んとなり、「患者は進化の袋小路に入った者たちである」との見解が社会に広まり、「同じ人間として扱う」ことへの熱意が急速に

薄れていきました。また、この制度の維持に多額の経費がかかったことも、衰退の一因となったのです。

早発痴呆の時代

19世紀後半から20世紀前半は、大学精神医学の時代です。これは単に大学で医学研究が行われたというのではなく、大学に長期入院施設ができ、そこに入院をさせた患者についての研究が盛んに行われたということです。

フランスではそのような病院としてパリにサルペトリエール病院が1つできたにすぎませんが、ドイツでは各州に1つの大学病院ができたために、研究の拠点が数十にも上り、大学精神医学の花形となりました。しかし、生活の場から切り離して観察するという設定自体が、先述の道徳療法のあり方に逆行しており、患者の経過に影響を与えた可能性もあります。また、重症で予後の悪い患者が残りやすいというバイアスもあります。

このような背景の上に作られた早発痴呆の概念は、若年期に発症して進行性に痴呆化するというものでした。しかしその当時、経過を観察する際に行われていた治療は、非常に貧弱なものでした。水治療、拘束、矯正などであり、精神機能を直接改善するような投薬はありません。進行性の予後不良という概念は、こうした時代のなかで作られたものであり、当時から疑問が出されていました。クレペリン自身も晩年には、予後不良の経過については否定しています。

スキゾフレニア＝精神分裂病

1908年にスイスの精神医学者ブロイラーが「連想分裂も持った精神障害のグループ」としてスキゾフレニアschizophrenia（ドイツ語ではSchizophrenie）を提案することによって、早発痴呆という名称は廃止されました。ブロイラーは連想機能に対して精神療法を行うことによって治療が可能であると考えており、その意味で、この名称は治療的な期待を伴っていました。しかしながらドイツ語圏では、名称は変わったものの、病気のモデルとしてはなお早発痴呆の影響が強く残っており、その事情は日本でも変わりませんでした。「精神の分裂」という翻訳が受け入れられ、その後も使われてきたのは、この病気に対するこうした悲観的な印象が背景にあったものと思われます。

ブロイラーの言う連想機能の分裂とは、「太陽」と「暑い」といった、通常ならば連想で結びついている考えが切り離され、その代わりに「太陽」と「牛乳」のように、普通では見られにくい連想が生じることです。こうした連想の乱れを基にして、思考の道筋の曖昧さ、引きこもり、正反対の感情を同時に抱くこと、などを基本的な症状であると考えました。しかし、連想の分裂が本質であるという考えは、ドイツを始めとする医学会には受け入れられず、また、基本症状を用いて診断した場合には、あまりにも広い患者を診断しすぎるという批判も生じました。

ドイツのシュナイダーは、この病態は自我の境界がもろく

なっていることに原因があると考えて、それを反映する特殊な形の幻覚、妄想を抜き出し、一級症状と名付けました。考えが吹き込まれる、身体を操られる、などです。こうした症状が1つでもあれば、診断が可能であると考えました。その診断方法は、今日の米国精神医学会によるDSM-Ⅴ、WHOによるICD-10に引き継がれています。

その後、診断基準は各国による相違が大きくなり、とくにヨーロッパと米国での食い違いが問題となりました。そこで研究、治療のための統一基準として、1980年に米国精神医学会のDSM-Ⅲが制定され、改訂されて今日のDSM-Ⅴに至っています。これは、幻覚、妄想、強い思考障害、行動の障害、陰性症状のうち、少なくとも2つが1カ月以上続くことによって診断を下すというものであり、シュナイダーの考えを受け継いで、急性期の症状に重点を置いたものとなっています。DSM-Ⅲとならんで国際診断の標準となっているICD-10でも、ほぼ同様の考えが受け継がれていますが、症状の個数によって機械的に診断を下すという方法はとられていません。また、ブロイラーの基本症状に相当する症状だけで診断を下す可能性も認められています。

治療の進歩

1952年にクロルプロマジンが、1958年にハロペリドールが治療に導入されて以来、統合失調症の臨床は劇的に変化しました。これまで難治と思われていた幻覚、妄想、興奮など

が治療可能となり、患者は服薬しながらの通院、地域での生活が可能となりました。先進諸国はこの時期に、入院収容主義から地域医療へと方針を転換し、日本も本来ならばそれにならうはずでした。実際、英国の地域医療モデルを導入し、精神衛生法の改正が計画されたのですが、ちょうどその時期（昭和39年）に、統合失調症の青年が時の駐日米国大使であるライシャワー氏を刺傷する事件が起こり、行政は社会防衛のための収容主義へと方針を転換し、収容型の精神病院が増加したのです。

　それ以降、投薬を基礎とした治療は飛躍的に進歩し、諸外国では地域医療が発展しました。たとえば英国の地域医療では、1カ月に1度の注射で済むデポ剤が訪問看護婦によって定期的に患者に投与され、地域での生活を可能にしています。とくに最近では、非定型抗精神病薬の導入により、これまで課題とされていた慢性的な意欲の低下や引きこもりに対しても治療効果が上がるようになりました。こうした薬物療法の進歩は、地域精神医療をさらに推し進めています。

　心理社会的な治療、支援の整備も進んでいます。家族に対する心理教育やサポートが、患者の状態像の改善や再発率の低下につながることも見いだされました。また、急性期病棟から自宅、地域に戻るまでの間に種々の治療、滞在施設を用意し、その後も訪問活動を続けることによって、患者の社会生活の支援が可能です。日本でも、近年、この種の支援施設は飛躍的に拡充されています。

現代医学と統合失調症

　統合失調症の厳密な原因は不明ですが、少なくとも症状の発現には脳内の神経情報伝達物質が関与していることは明らかです。ある種の脆弱性と環境要因との相互作用の結果、特定の神経回路が過度に賦活された状態が基盤となっています。たとえばアレルギー疾患において、素因にアレルゲンが加わり、特定の免疫反応が生じることと、あまり変わりません。異なっているのは、症状が精神活動そのものを冒すために、「精神、人格が変わってしまった」と思いやすいことです。しかし、以前はてんかんの発作も同じように考えられていました。発作の神経学的な基盤が明らかとなった現在、てんかんを精神や人格の病気であると考える者はほとんどいません。統合失調症についても、医学は同じ流れに進んでいます。

　統合失調症の治療成績は、非定型抗精神病薬が登場する以前の長期追跡研究によれば、非常に良好な予後が20〜30%であり、部分的な寛解を合わせると70%を超えます。他方で不良な予後の群は20〜30%です。この数値は、決して全ての患者に楽観を許すものではありませんが、肝炎などの多くの身体疾患と比べて、とくに不良というわけではないのです。また、非定型抗精神病薬を病初期から用いることによって、この数値は改善する可能性があります。また、統合失調症とは、単なる状態像によって定義をされているので、背景にある「真実の疾患」が明らかになれば、再分類、定義をさ

れることになるでしょう。その場合は、治療成績の数値も変わるはずです。

　現代医学において、統合失調症とは数多くある病態の1つにすぎず、ことさらに悲劇的な表現をする必要はなく、適切な診断、治療、リハビリテーション、支援を行うことが求められています。難治例があるのはどの疾患にも共通のことですが、新しく発症する患者の多くは治療によって改善したと感じ、社会生活に復帰しています。こうした当たり前の治療を進めるためには、患者に情報を十分に開示し、ノーマライゼーションに向けて自己決定権を尊重する必要があります。そのためには誰にでも使いやすい病名を用い、十分な情報の交換ができるようにする必要がありました。

　統合失調症とは、こうした現代的なごく普通の医療を行うために変更された名称です。失調とは、一時的に調子を崩したもので、回復の可能性があることを示唆しています。調子を崩した状態が、その人の回復不能な精神の特徴であるかのような表現は、もはや受け入れられません。もちろん、病名の変更は単なる出発点であり、今後の治療の内実をこの名称にふさわしいものに変えていく必要があることは言うまでもないことです。

第12回国際精神医学会横浜大会で採択された『WPA横浜宣言』（2002）

金 吉晴（国立精神・神経医療研究センター）

『WPA横浜宣言（WPA Yokohama Declaration）』

　第12回世界精神医学会（WPA）横浜大会で日本精神神経学会が提案した「横浜宣言案」を紹介します。

　日本精神神経学会は、

- アジアをはじめ世界のどこにでも、適切な診療を受けていない精神疾患患者が多数いることを知り、
- 国連119号決議において、精神疾患患者の人権を認め、かつ適切な医療を享受することが人権に含まれるとされていることに鑑み、
- 精神保健に焦点を当てた2001年版世界保健報告書（WHO）に記載されているように、アジア太平洋地域やアフリカの諸国の半数以下でしか精神保健政策が施行されていないことを極めて遺憾とし、
- 精神保健問題における教育やトレーニングが不十分で、現行の科学的知識が十分に生かされていないことを認識し、
- さらに、世界精神医学会（WPA）の第12回世界大会がアジア大陸で初めて、ここ日本の横浜にて開催されることを考慮して、

WPAの全加盟国、特にアジアの加盟国に対して以下の点

を勧告する。

①自国の精神疾患患者に適切で包括的な治療を付与するように全力を注ぐこと。これは、最良の転帰を患者にもたらすべく、薬物療法と高度な心理社会的介入をバランスよく取り入れた治療を提供することであり、また施設的な観点や精神保健スタッフと患者との関係を含めて、人間的な治療環境が促進されることを意味している。

②疾患に関わらず、患者が最高の生活の質（QOL）を得られるように、精神疾患患者がリハビリテーションを受け地域社会で生活していく権利を勝ち取ること。

③全ての国、特に開発途上国にとって有効な変革のために必要な手段として、精神保健政策や精神保健関連法の法制化、および国家レベルの精神保健プログラムの展開に貢献し援助すること。

④精神保健問題に関わるトレーニングと教育の改善に積極的な役割を果たし、若手精神科医の教育に特別な配慮をすること。

⑤地域の全構成員が、疾病による患者や家族の負担を軽減するために努力することを明確にすること。患者、家族、地域内担当者、政策決定者、保健産業界、報道機関や、他の社会的圧力（集団）におけるパートナーシップが、そうした努力を持続的に果たしていくために重要であることを認識し、これを絶えず探求していくべきであること。

病名告知-新しい治療の展開

　　　　　　　　　　佐藤光源（日本精神神経学会）

病名告知と心理教育

　患者・家族と医療スタッフが病気について共通の理解を持ち、分かりあって治療計画を立て、協力してそれを実践するのが医療の原則である。しかし、「精神分裂病」という病名では、その告知率は約20%にとどまり、医療の原則に沿った精神医療が十分に行われていると言い難い。

　「統合失調症」という新しい病名になって、どこまで告知率が上がるのか注目されている。問題は「統合失調症」と伝えたあとで、それをどのように説明するのかである。

　そのポイントは、脳の神経伝達系の障害による治療可能なありふれた病気だということ、幻覚や妄想といった現実検討能力の弱まった状態を特徴とする病気で、薬物療法と心理社会的療法をバランスよく組み合わせて治療すれば初発患者の過半数が治ること、再発しやすいので回復後の再発予防が大切なこと、治療目標は社会（家庭、学校、職場など）で普通に生活できること、などである。もちろん、患者と家族の質問に十分答えることが何よりも大切である。

新しい治療の展開

　米国精神医学会の実践的治療ガイドラインや専門家の合意による治療ガイドラインを参考にして、新たな治療を展

開する必要がある。薬物選択は精神薬理学的な根拠に基づいたアルゴリズムが参考になる。それらが推奨している治療計画は、概ね次のようである。

　治療計画は正確な診断のもとで、急性期、安定化の時期、安定期の各時期に適した（adequate）、薬物療法と心理社会療法をバランスよく組み合わせた（comprehensive）ものが求められる。その立案には患者・家族と医療スタッフが参加し、相談して決める（collaborative decision making）。急性症状のために理解力が十分でない患者には繰り返し説明を試みる。急性期には薬物療法が中心となり、安定化の時期から安定期にかけてしだいに社会生活技能訓練や環境調整を含めた心理社会的療法の比重が大きくなっていく。

薬物療法
　抗精神病薬は、脳の神経伝達系（主にドーパミンとセロトニン神経系）の機能を調節することによって特有の精神病エピソードを改善する。急性期の治療だけでなく安定期の再発予防にも抗精神病薬が有効であり、服薬を継続する必要がある。その一方で、抗精神病薬は神経受容体に直接作用する化学物質なので、錐体外路症状や認知障害などの有害な副作用があり、それを避けるには十分な精神薬理学的な知識が必要である。日本では、新世代の抗精神病薬が登場した今もなお従来型の抗精神病薬が多く処方されており、大量の多剤併用も稀ではない。従来型の抗精神病薬は

黒質・線条体ドーパミン神経系を遮断する作用が強く、有効な反面で認知障害や錐体外路症状などの副作用を伴いやすいので十分な注意を要する。それには、精神薬理学的な根拠に基づいた合理的な薬物選択アルゴリズムや専門家の合意による薬物選択手順が出版されているので参考にされたい。

〈抗精神病薬の種類〉

抗精神病薬の分類はまだ一定していないので、便宜的に従来型の抗精神病薬とリスペリドン以降に日本で発売された新薬を新世代の抗精神病薬と呼ぶ（表1）。

表1：抗精神病薬

I．従来型	ハロペリドール、クロルプロマジン、プロペリシアジンなど
II．新世代型	リスペリドン、オランザピン、クエチアピン、ペロスピロン

〈治療目標と薬効評価〉

治療目標は、症状を改善して日常生活に必要な社会的機能を回復することである。具体的には、家庭、学校、職場などで普通の生活ができるようになり、可能な限りQOLを向上させることにある。患者と家族にとって病気が治るということが何なのか、病状の重症度をどのように判断すればよいのか、全く見当もつかないということも稀ではない。SOS（school, occupation, social）機能が回復することをもって治るということを、医療者・当事者間の共通の理

解にしておけば分かり合いやすい。病状の重症度は患者の社会生活機能（表2）で評価し、それを改善する因子はベネフィット、悪化させる因子はリスクとして整理する。

表2：社会生活機能の評価尺度

評価	点数	程度
良好	(81～100)	広く社会活動に加わり、家庭、学校、職場などによく適応。症状はないか、あっても僅か。（例：たまに家族と口論）
軽度	(61～80)	全般に良好で、対人関係も良好。軽い症状（例：不眠や軽い抑うつ）や適応困難がある。
中等度	(41～60)	社会生活に明らかな障害（例：仕事が続かない）中度ないし重度の症状（例：恐慌、自殺願望、強迫）
重度	(21～40)	現実検討の障害、幻覚・妄想に影響された行動。意思伝達や判断に高度の障害（例：ときに滅裂）ほとんど社会的機能ができない（例：終日無為）
最重度	(0～20)	自殺や他人への危害の危険が切迫した状態。基本的な生活機能の障害（例：ひどい滅裂）

DSM—IV: Global Assessment of Functioning (GAF) Scale を改変

〈急性期の薬物療法〉

急性期には主に陽性症状（幻覚、妄想、激しい興奮や昏迷）がみられ、そのために患者の自己統合力が弱まり、現実を正しく認知して吟味する能力が低下する。その重症度

は、社会生活に応じる機能障害の程度によって評価される。急性期には表2の中等度ないし最重度になることもある。病状のために自傷・他害の危険が切迫している場合には、医療による保護のために強制入院が必要になることがある。

　急性期には薬物療法が中心となるが、その治療効果の判定は医療スタッフによる評価だけでなく、患者自身による自覚的な評価や家族の評価も大切である。抗精神病薬は単剤で処方し、その効果判定には有効量を4ないし6週間続けてみるように推奨されている。

　薬物療法を始めるにあたっては、次の点に留意する。

①安全性の確保

- 薬物不耐性による緊急事態や血液毒性、悪性症候群を避ける。そのためには、年齢、現病歴、既往歴、身体合併症、薬物過敏性、治療歴、妊娠・授乳の可能性を考慮する必要がある。
- 前医からの医療情報、とくに過去の治療薬の有効性と副作用に関する情報を入手し、それを参考にして第一選択薬物を決める。

②患者・家族への説明と協力要請

- 治療計画を患者・家族とメディカル・スタッフによく説明し、分かり合った医療を展開する。その際、薬物療法についての必要な情報（目的、服薬内容、予想される効果と副作用など）を十分に説明し、医師・患者

間の信頼関係を深める。
・急性精神病エピソードがあまりに重症で、治療について患者の理解が得られない場合には、患者の回復に合わせて繰り返し説明する必要がある。

③**標的症状と治療法の選択**
・面接による多軸評定と身体的な診察によって診断を確定し、第1軸における標的症状を定めて薬物療法を行う。
・患者側の因子（発症脆弱性の程度や第2軸の人格障害・知的障害など）と第4軸の環境因子との相互作用がどのように標的症状に関係しているかについて評価し、治療計画における薬物療法と心理社会的介入（精神療法、家族療法、環境調整など）のバランスと組み合わせを検討する。
・第3軸の身体疾患の有無や程度によって、選択する薬物と用量を決める。
・第5軸で重症度を判定する。

〈**安定化の時期と安定期の薬物療法**〉
　急性期が過ぎると、精神病症状（主に陽性症状）で損なわれていた現実検討力がしだいに回復し、自我の再統合がみられる。生活機能レベル（表2）が重度から軽度へと改善するが、その過程が安定化の時期である。この時期の治療目標は、主に陽性症状の増悪を防いで陰性症状を改善し、

薬物による副作用(とくに遅発性の錐体外路性副作用)を予防または軽減することにある。

陽性症状の増悪防止には、従来型か新世代型かを問わず、急性期に有効であった抗精神病薬を継続し、安定期になってから減量するのが基本である。抗精神病薬の継続期間は患者によって異なり、家族の患者に対する感情表出などの心理社会的な因子も考慮に入れる必要がある。

①陰性症状とみかけ上の陰性症状

陰性症状には統合失調症の症状としてのものと、従来型の抗精神病薬によるみかけ上のものがあり、後者には従来型の抗精神病薬による欠陥症状 (neuroleptic-induced deficit-syndrome, NIDS) が含まれる。その場合には、次の選択肢が考えられる。

・従来型から新世代型に抗精神病薬を変更する。従来型の抗精神病薬で治療して回復期を迎えた患者で、陰性症状またはNIDSがその患者の社会生活能力を損なっていると考えられる時は、次の理由で新世代型の抗精神病薬に変更する。

　a. 陰性症状またはNIDSのいずれを改善するのかは不明であるが、従来型がNIDSを起こす可能性があるのに対して、新世代型の抗精神病薬にはその可能性が少ない。

　b. 新世代型の抗精神病薬には、抑うつ症状の改善を期待できる。

- 新世代型の抗精神病薬から他の新世代型に処方を変更する。
- パーキンソニズムへの対応

②従来型の抗精神病薬で治療中の患者にパーキンソニズムが現れた時には、次の理由で新世代型に変更する。
- オランザピンとクエチアピンは錐体外路性副作用が少ない。
- リスペリドンの低用量（2〜4mg/日）は錐体外路性副作用が少ない。
- 遅発性ジスキネジアを生じた場合にも、新世代型の抗精神病薬への変更を考える。
- 不安・抑うつ状態にある時、抗うつ薬（SSRI）を併用するか、新世代型の抗精神病薬に変更する。

【53歳／男性のケース：精神分裂病→統合失調症→うつ病】

　10年前より、某企業に「障害者枠」で採用され、入社しました。3年間は休むことはなく、寧ろ模範社員のように働いていました。しかし、4年目頃より時々会社に行きたくなくなり、やっとのことで出社するのですが、昼頃には家に帰りたくなり、上司に許可を貰い帰ることが増えてきたのです。それからは、毎年3回から4回、「疲労感を感じ、会社に行きたくなくなる」と言って、主治医を訪れていたのですが、特に薬剤の変更や増量を求めるわけではなく、『休養命令の診断書』を1カ月分求めるだけで、そ

のまま帰っていたのでした。しかし、休養期間も段々延長するようになり、時には半年近くになることもあったのです。そこで主治医は、その患者が服薬のための薬物増量はどうしても了解しないため、「ある種の冒険であろう」と思いながら、生理食塩水＋クロミプラミン25mgの注射を提案したのでした。患者は、最初は抵抗する表情を示していたのですが、5日目頃から寧ろ積極的に注射を求めるようになり、7日目には笑いも見られ、「来月くらいから会社に行ってもいいでしょうか」と、遠慮がちに問いかけてきたのでした。「もちろんですよ。貴方さえ良ければ、いつでも診断書を書きましょう。ただ、その前に会社の上司の方に相談されてからその結果で診断書を書きましょう」と伝えたのです。患者は、その日に、上司に確認に行ったのでした。相談して、その足で再び主治医を訪れ、「就労可能」の診断を待ち、またまたその足で会社の上司に手渡しに行ったのでした。

　16歳で発病し、10年前まで医療機関のスタッフ以外に誰とも付き合うことのなかった彼は、休養を通じて自らの病態を訴え、更には従来の統合失調症の経過の中には「うつ状態」の期間が存在することを教えてくれたのです。しかも、クロミプラミンの静脈注射療法は、1960年代に木村敏氏の考案により治験が行われ、早期に認可が降りていたのですが、ほんの一時行われただけで、操作の困難さや肝毒性への過剰不安より、ほとんど行われることがなく

なっていたのでした。しかしながら、本患者においては全く副作用なく、顕著な作用効果で復職に至ったのです。

〈心理社会的介入〉
　急性期には、家族と患者の関係を適切なものにするため心理教育を行う。疾病や治療についての教育とともに、家族の患者に対する感情的な態度や患者に対する支援がこの病気の長期転帰に大きく影響することを説明する。
　安定期には、社会生活技能訓練や家族教室を行う。地域社会の生活支援システムを活用した精神科リハビリテーションはノーマライゼーションの促進に役立つ。

　以上に述べたように、「統合失調症」への呼称の変更は、単にその用語の持つ人格否定的な響きに対応するためだけのものではない。最新の疾病概念を普及させることで一般市民だけでなく医療従事者の間でさえみられる誤解や古い疾患概念を払拭し、病名告知で始まる新しい包括医療を展開しなくてはならない。今回の呼称変更によって、現在治療中の67万人の患者や約20万人の入院患者が適切な治療を受け、処遇が大幅に改善されることを念願してやまない。
　　　　　　　　　（定塚甫『凍てつく閉鎖病棟』より）[5]

ここまでは、精神神経誌に掲載された「精神分裂病より統合失調症」への動きをそのまま引用したものであり、ほとん

どの精神科医のみならず、可能な限り、広きに渡って認められるべき内容であります。
　これらの歴史的な動きを基礎に、臨床においては、いかなる認識で、統合失調症と寄り添っていくべきか、あるいは、寄り添っていくことが可能であるのかという認知すべき基本的な事柄について、記していくことにしましょう。

2. 疾病を知る科学

　疾病・病気・心身の不調など、人に限らず生あるモノ全てにおいて、予期せざる、あるいは予期可能であったとしても愉快ではない状況に対して、一般に疾病あるいは病気と規定されるのは、今更申し上げる必要はないでしょう。

　しかしながら、人間は、何らかの不調を覚えた時、あるいは何らかの不調の源となるような事態を指摘された時、その源を探るというのが習慣となっています。この習慣は、決してある種の強迫行動や強迫観念からではなく、むしろ人間は人間自らを不調から守るために、その不調の源を探ろうと試みるものなのです。これらの試みを、医学的には「病理学」と定義しています。

　しかし、人間に限って、この病理学というところを見てみるならば、「事実上、死を告知された直後より可能な身体を検索する形態病理学（病理学）*」と、「生きた人を目の前で、生きたままで、その人の心の歴史を聞いていく精神病理学」と、2つに分けられているのが通例となっています（*：一般に、今日では電子顕微鏡の進歩や適応により、形態病理学を一般病理学と分離する習慣はなくなっており、化学反応を使用した病理学も見られることより、全てが「病理学」と定義されているようです）。

　多くの場合、この両者の病理学を行う人をみかけることは

ありません。あるいは稀でしょう。

　但し、著者のように形態病理学（肝臓病理学）に噛り付き、その後、精神病理を少しばかり学び、更には次の項である「脳科学」に噛り付き、遂には化学的病理学にたどり着いた医師は稀ではありますが、全くいないとは、言い切れないと思います。

　その途中では、これまでのどちらにも属さない「司法解剖学」に噛り付き、精神病理学にも形態病理学にも属さない「性科学」にも噛り付いてきたのです。もちろん、形態病理学を学んでいると、どうしても生きた形態病理学に興味が出てきます。これ即ち、「外科学」ということになります。その中でも特に興味を惹かれたのは「神経外科学」でした。

　ある意味では、神経外科学というのは、人生のうちでもほんの短期間しかできないと言われるほど、短い命でありました。使用可能か不可能であるかを判断しながら、㎜単位以下の神経を結び付けるのですから、時間は長時間、神経が縫合されるまで必ず確認するという気の遠くなる作業であるのです。もちろん、電気メスは禁忌であることは当然のことです。弱電気の通るべき神経に強電気を通電させると、神経そのものが焼けてしまい、縫合などできなくなります。

　この神経病理学に関わるようになったのは、精神科医であるからこその当然の結果でした。今回は統合失調症についての論文ですが、精神科医の関わっている「てんかん」の患者さんは多くの場合、昼型てんかんの患者さんは比較的服薬が

ルーズで、これに対して夜型の患者さんは強迫的と思われるくらいに服薬はきちっとしておられます。そのため、昼型てんかんの患者さんの多くは町歩きが好きなのでしょう。たまたま服薬を怠っていますと、ウインドウに手を叩きつけるような発作を起こす方がいます。叩きつけた手首から先は遠くお店の家の中へ飛んで行っています。そうして泣く泣く診療所にいらっしゃるのです。何故なら、通常の整形外科などでは今日、ほとんど縫合は受けていただけないからです。それゆえ、田舎精神科医・外科医に救急車が横付けされるのでしょうね。

　受けざるを得ない田舎精神科医は、静脈麻酔を基本に、メス・鑷子・ペアン・コッヘルだけで手術を行います。点滴も適正なものを選ぶほどのゆとりはありません。通常の生理食塩水 500ml を繋げ、何時間続くかわからない手術に酸素テントの設置など困難であり、全くのオープン手術となります。創部は直ぐにでも乾燥してしまい、「生体活動を停止」しそうになります。基本的には、手術室のないところで手術を行うのですから、モノを求めることそのものが困難な要求となります。そして、その行為が何時間かかろうがやり遂げるということが、生態の病理を知りたいと求める精神科医へ課された義務と言えます。

3. 統合失調症の脳科学

　精神病理学と形態病理学の間を結びつけるのが、脳科学という最もクールな分野でしょう。

　すでに脳科学の分野では、1000億個の脳細胞の数千億の細胞ブロックごとの働きについて、徐々に明らかにされてきています。このブロックが然るべき状態に統合されていることにより、人間は人間としての自然な営みを行えると考えられています。

　<u>例えば、ある人が他人を見た時には、まず側頭葉で「どのような顔をして、どのような感じの人であろう」と判断し、その次は1つの電気信号が前頭葉へ信号を送り「どのように付き合ったらよいであろう」と伝えながら、相手を目からの電気信号で「どのような距離で使ったらよいだろう」と判断し、同時にその信号は側頭部で「感じの良い相手であるか、感じの良くない相手であるか」を判断し、左側頭部の言語中枢から相手に伝える言語のニュアンスや言葉の内容を決定して咽喉頭部へ信号を送り、発声して意思を伝えます。</u>

　このような順序で、ある人が他人とスムースに接することを「然るべき状態に脳が統合されている」と言います。反対に各ブロックとの繋がりがうまくいかず、自己の意思を統括して伝えることができない時には「統合されていない」状態であり、大方の時間が上手くいかない場合に「統合失調症で

ある」と言うことができます[7]。もちろん、各ブロックそのものが貢献している働きは未だに判然としてはいませんが、それらの詳細も明らかにされなければなりません。

　今日明らかになっているのは、「1000億の細胞の存在」と「いくつかの各ブロックの存在といくつかの働き」と「1セットの神経細胞の働き」であると言えます。

4. 精神病理学

　スイスの精神病理学者であるルートヴィヒ・ビンスワンガーによって創始された精神医学の学派、およびそれに基づく精神療法である現存在分析療法（Daseinsanalyse・Daseinsanalysis）を基本にして、精神病理学の紹介をしていきます。

　ルードヴィッヒ・ビンスヴァンガーにより明らかにされた「現存在分析」は、基本的には、決してフロイトから離れたものではないと考えられています。しかしながら、同様の精神病理学という範疇では、ある種、全く裏表の世界での出来事であると言えます。この現存在分析は精神病理学を基礎にしてはいますが、技法として「分析する」と積極的な解釈を提示するものではありません。この点において、フロイトとは確実に一線を画します。基本的な技法は以下の通りとなります。

現存在分析の技法
①出会い：治療者とクライアント
②クライアントは治療者にある種の問題を提起し、それによる苦痛、あるいは不具合をなくしてほしいと訴える。
③治療者はクライアントとともに、クライアントに不具合を供している存在に対して共に戦うことを提示する。

④戦う方法を見つけるために、治療者はクライアントをスポットライトを浴びたたった1人の存在として見ることを約する。
⑤クライアントは治療者に可能な限りの生活史を提供することを約し、毎回、スポットライトを浴びたスターのごとく生活史を語る。
⑥生活史を語る中で、まず治療者を真の同胞と見るようになり、忌まわしき生活史に対して宣戦布告をする意思を固め合う。

　これらの進行とともに、クライアントは忌まわしき今日を与えている生活史の問題状況を明らかにし、治療者とともに病理に対して戦線布告を行い、そして共に勝利に向かい、快癒にたどり着いたことを喜び合うのである。

　これらが、現存在分析の基礎中の基礎とされる技法と言えます。

　生きた人を目の前に向かい入れ、あたかもスポットライトを浴びた一流の歌手やダンサーを見るように話しかけます。多くは、過去となった現在から、遠く生まれた頃の新鮮な過去に発し、今日までの生活史を現象学的に聴講していくことになります。これはあくまで聴講、傾聴であり、決して尋問ではないことを常に念頭に入れるべきです。もし、万が一、尋問になってしまった時には、気付いた時に即刻「ごめんなさい。私のほうが興奮しちゃいましたね」と、終結宣言する

時を探します。

　このように生活史を傾聴していくことは、同時にその人の現存在を知ることにもなり、現存在を共に体験することは即ち、その人の病理の歴史を共に体験する中で病理を知ることになります。その人の精神病理を知るということは、その人の歴史の中にある発病への歴史を追体験することになるとも言えます。

　また生活史を受け止める中で、クライアントであるその人は自らの現在の病理の歴史を追体験することにより、病理を自己の外に感じるようになっていくのです。それゆえクライアントは、自己の生活史で体験された病理の時間的連続を知る中で、病理そのものを否定的に捉えるようになるかもしれません。これが、身体化障害あるいは心身症における現存在分析となります。クライアントは、自らの病理の根源を認めるにあたり、これを忌み嫌うようになります。更に、自らの生活史における今日の病態を作り出した歴史を追体験する中で、これを忌避しようとするか、あるいは、この体験の中の存在そのものを攻撃しようと試みるでしょう。このような生活史における病理性が今日の病態を作り出していることを体験し、忌避することに全精力を尽くすようになることもあります。

　ハイデガーは、この病態という状況を説明するために次のような規定を試みたのです。生きた人間を「生ける秩序：Lebens Ordnung：life-order」と定義したのです[9]。この定義を

受けて木村敏は「時空間的秩序」と生きた人間を定義することを試みたのです。この「秩序」とは、一般に言われる「秩序が正しい」とか、「秩序を守る」というものではなく、"斯く在るべくして斯くある"という「秩序」となります。そうなると、ヒトの病態、特に精神分裂病（Schizophrenie）をこの「生ける秩序の危機：Lebens Ordnung Krise」と定義されたのです[8]。

しかしながら、オイゲン・ブロイラーの精神分裂病（Schizophrenie）と規定される病態と「時空間的秩序」としての存在とは、かなりの隔たりを感じざるを得ません。ある意味では、「時空間的な生ける秩序」として了解可能となるのではないでしょうか[19]。

他方、クルト・シュナイダーの一級症状は、思考伝播・させられ体験（作為体験）・操られ体験・思考化声さらに進んで妄想化声などは、病者自身が相当の自己を有しているがゆえに体験として提示され、陳述されるものと考えられます[10]。クルト・シュナイダーの一級症状ですが、この「一級症状」を使って統合失調症を診断することの信頼性については、当初から疑問が持たれています。事実、解離性同一性障害（いわゆる多重人格）の患者が高い確率でこの一級症状を満たすことが知られており、これは統合失調症とは要因も治療法も全く異なる疾患なのです[11]。

では、一級症状について見ていきたいと思います。

クルト・シュナイダーの統合失調症の一級症状
- 思考化声（Audible thoughts）
- 論声が聞こえる（Voices heard arguing）
- その人の行動に対して意見や批判が聞こえる（Voices heard commenting on one's actions）
- 身体に影響を与えられている体験（Experience of influences playing on the body）
- 思考が打ち消される（Thought withdrawal）
- 他人の思考が押し付けられ、自分の思考に影響を受ける（Thoughts are ascribed to other people who intrude their thoughts upon the patient）
- 思考流出（思考が他者に伝わっている）（Thought diffusion (also called thought broadcast)）
- 妄想的知覚（Delusional perception）

1980年代半ばまでは、本邦においても「幻覚・妄想体験」を取り上げて「精神分裂病様症状」として捉え、これを基本とする研究が進められていたという事実があり、これが精神医学の症候学への偏向の始まりでした。

米国ではすでにDSM—I, Ⅱが作られていましたが、ネオフロイディアン（サリヴァンやホーナイ、フロム）や自我心理学派のハルトマン、フロイト、エリクソン、イギリスではクラインらが対象関係論を論じ、20世紀後半にかけてはコフートの自己心理学など、精神分析は米国で大きな影響を与

えていたのでした。

　彼らは社会的・文化的要因の重要性を強調した点でフロイト理論と異なっていました。

　フロイディアンは、全く米国全土でのコンセンサスを得ることができませんでした。そこで、アメリカ精神医学会によって『DSM-Ⅲ（1980年）精神障害の診断と統計マニュアル（Diagnostic and Statistical Manual of Mental Disorders, DSM）』が出版され、精神障害の分類（英語版）のための共通言語と標準的な基準を提示しました。

　1974年にDSMの新しい改定版を作成するという決定がなされ、ロバート・スピッツァーが特別委員会の委員長に選出されたのです。きっかけは、DSMの用語集を世界保健機関が出版する『疾病及び関連保健問題の国際統計分類（ICD、International Statistical Classification of Diseases）』と一致させるというものでした。この改定版は、スピッツァーと彼の選出した委員会のメンバーの影響力と管理の下で、はるかに広い委任となったのです[16]。ひとつの目標は、有名なローゼンハン実験を含む多くの批判を受けて、精神医学の診断の均一性と信頼性を改善するというものであった。精神医学的な診断が欧州とアメリカ合衆国で著しく異なっていたことを示した研究の後に、アメリカと他の国とで標準的な診断の実施の必要性も存在しました[15]。

　ここが純粋症候学の始まりであり、同時に病理学の衰退と見られます。

例えば、明らかに生物学的要因によることが判明しているアルコール依存症などの薬物依存における幻覚・妄想状態を呈する禁断症状を「精神分裂病様症状を呈したアルコール依存症についての＊＊＊の研究」や「精神分裂病症状を認めた薬物依存症」「精神分裂病症状により発病した＊＊＊内分泌疾患」「精神分裂病症状を繰り返し呈する急性精神病」などを表していますが、これらについては非定型精神病の研究であり、この病態の研究の発達に全く無縁な研究者による誤った方向とされています。

　非定型精神病には以下の特徴があるとされます[18]。
・発症が急性。
・予後は比較的良いが、再発の傾向があり、周期性の経過を辿る。
・病像は多彩で、情動性障害、精神運動性障害あるいは意識変容を基本症状とし、活発な幻覚妄想体験を伴った錯乱ないし夢幻様状態を呈する。
　情動性や精神運動性の障害には相性の特徴があり、「躁 - うつ」「恍惚 - 苦悶」「興奮 - 混迷」といった両極間での変動が見られる。
・病前性格は現実指向性で、几帳面、熱中型、他者配慮性。
・遺伝負因を持つものが多い。
・初発や再発では、誘引を契機とすることが多い。
　（DSM-IV や ICD-10 には非定型精神病に該当する分類は

ない)

　時代を遡って「精神病は脳病である」と定義し身体的・生物学的原因論を主張したウィルヘルム・グリージンガーは、「単一精神病論」なる意見を主張し、むしろ、「哲学的な思弁・オカルティックな迷信」といった精神主義を排除したのです[13]。

　また、精神病理学の先駆的役割を果たしたのも現存在分析によるものと考えられます。例えば「ハイデガーと医者たち」(1)においてメダルト・ボスは、精密な経験的自然科学的医学といえども、その反省されざる前提たる科学以前の普遍的本質直観に立脚しているということに注意を促しています。そして今日の医学においてそれは「主観主義的対象化と数量化と計測化」というドグマとなって研究の先行的「枠」となっているものの、現存在分析の立場からこのドグマを解体しつつ人間存在全体を基礎存在論的に開示し、それによって心身統合体としての全体的人間に還帰することを基礎づけうるような科学基礎論的考察を試みるべく、問題とされている精神病理学（精神医学の心理学、身体病理学）の接点の解明への一寄与としたいと考えています。

現存在分析における心身二元論超克の意図

　現存在分析とはフロイトの精神分析とハイデガーの現存在分析論を融合した精神医学的立場ですが、この学派の代表者

メダルト・ボスが心身問題に深く関わったということは象徴的です。また彼の精神医学上の直接の恩師はE.ブロイラーですが、ブロイラーが生物学的精神医学の体系的創始者クレペリンと精神分析の産みの親フロイトを折衷したことは周知のことです。ボスの精神医学の基底には、この恩師の思想が深く浸透していますが、その思想は「人間の基本的生き方」とその「生物学的基盤」を架橋し、「心理的なもの」と「生理的なもの」の媒体的・包越的次元を開示することを準備するものでした。そしてこのような意向は、ハイデガー哲学の影響下に科学基礎論的観点を獲得し、心身二元論超克の明確な概念化に至ることになります。

　メダルト・ボスは次の三種の立場の設定の必要性を提唱しています。そして、この意図は或る症例の解釈によって具体的に説明されます。ボスは、妄想型分裂病患者の幻覚・妄想の成因を、自然科学主義の精神医学（＝生物学的精神医学）、精神分析（心理学）、現存在分析という３つの立場から対比的に説明してみせ、このうち現存在分析の立場の優位性を指摘しています。

　ところで、この３つの立場のうち精神分析と現存在分析は、患者の幻覚・妄想の「意味」を了解しようとし、そのために患者の生活史を顧慮するという点で共通しています。つまり両者は「了解的立場」であり、基本的に精神科学的です。したがって、この点では両者は精神障害を脳の物質的過程の障害としました。しかし、ヤスパースが立てた「説明」と「了

解」の両方法は、その後相補的発展の方向に進み、両者の区別を超えた「機能的理解」による脳と精神の統一的把握が可能となりつつあります。そこで、幻覚・妄想といった精神病理現象は記述的症候学と脳病理学（神経心理学）の統合的視野において把握されるようになってきました。1959年のボスの論文はまさにこの観点を先取りするものでしたが、その際重要なのは、心の内部と外界の区別を乗り越え、人間存在の身体性を世界一内一存在の無媒介的な部分現象とする視点でした。これによって分裂病性幻覚は、付随現象たる病態生理と心理的発症機制の媒介的次元において解釈されることが可能になるのですが、当時の彼の見解は今一つ洗練されないものに止まっていました[8]。

　後継者の一人J.ベーニンクによれば、「心的なもの」は体に対置されるべきものではなく、身体的一器質的な生命体の世界における現前（現実性）であるがゆえに、例えば神経症的な抑うつにとって共同原因的に働く「葛藤の力動」は真空の抽象的な内面空間のうちで生起するのではありません。そして、行動を誘導する葛藤野（Konfliktfeld）は、海馬の報酬系と脳室周辺の回避ⅰ系の神経条件つけ過程とともに、現実の状況下で実際に身体を生きる人間の問主観的紛争をも含んでいるのです。ベーニンクは「内因性」と「反応性」を媒介する「内因反応性」をうつ病をモデルにして論じた文脈で以上のことを述べています。ですが、精神病理学と神経生物学を切り離さずに心身統合的にうつ病の成因を考える彼の姿勢

は、現存在分析における心身二元論超克の意図をより洗練・刷新された形で示しています。そしてそれは同時に、説明─了解対置図式を「現存在分析と神経行動学の融合」に基づいて乗り越え、心─脳統一の「機能的理解」を目指すものですが、これは翻せば、生物学的精神医学の内にも潜む心身統合論的視点との接点を暗示しているのです。しかし、この接点は脳の現存在分析的把握と生物学的精神医学の脳理解との接点を探ることによって初めて明瞭になるのです[9]。

自明性の喪失：ブランケン・ブルグ

ここに登場するただ1つの症例はアンネ・ラウという女性で、睡眠薬自殺をはかり入院したのは20歳の時でした。「あたりまえ」ということが彼女にはわからなくなりました。「ほかの人たちも同じだ」ということが感じられなくなったのです。彼女の自己表現は緻密で、豊かな内容をもっていました。この症例は大多数の臨床病像の基礎にある普遍的なものを、純粋な形で示していました。

人間には、もともと自明性と非自明性とのあいだの弁証法的な運動がそなわっています。疑問をもつということは、われわれの現存在を統合している1つの契機です。ただしそれは適度な分量の場合にかぎられます。分裂病者ではこの疑問が過度なものになり、現存在の基盤を掘り崩し、遂には現存在を解体してしまいそうな事態となって、分裂病者はこの疑問のために根底から危機にさらされることになります。分裂

病者を危機にさらすもの、それは反面、われわれの実存の本質に属しているものです。だからこそ分裂病はとりわけ人間的な病気であるように思われるのです[20]。

　その人間的な病気である分裂病は、その連続的な生活史の流れの中に存在し、そこに存在する病理性が「とりわけ人間的な病気」として現出しているのであり、その人間的な存在こそが「中核群精神分裂病」と呼ばれるに至ったと推測されます。言い換えるなら、最も人間的な現存在こそが「中核」となる資格を持ちうるのであり、この中核群の人たちには、今更ですが、症状などという俗的な症候学的診断などとは無縁な存在として見られると思うのです。これ即ち、下賤な人間たちは、「寡症候性分裂病」なる傷病名を与えることで、自らの現存在を補償せんとしているのではないでしょうか。

　この試みは、木村敏が「統合失調症は生き方であり、これは如何ともしがたい存在であるのではないだろうか」と言う通り、「他者が関わらなければ、如何ともしがたい」と言われてきて、これを一つの世界に閉じ込めてきた健常者とは、極めて余計なお節介であり、もとより木村は精神分裂病をして「この疾患の中核にあるのは無症候であり、無症候に対しては何らの治療も要しないのである」と主張しているのです。

　それでは、今日、統合失調症として一つのアイデンティティを持つに至った、過去の精神分裂病は、何故、治療を求められるのでしょうか。答えは明確です。症候を持たない現

4. 精神病理学

存在であるがゆえに、これを保つには余程のエネルギーを要するのであり、ゆえに"個"として存在するには思考化声などの一級症状に支えられざるをえない現存在もありうるものと推測されます。これがまさに統合失調症の本態として誤って捉えられてきた点であり、近代精神病理学の基礎であったのではないでしょうか。

　事実、今日、「健常者」と呼ばれる、あるいは自認する人たちについては、極めて多くの症候を持ち合わせ、クルト・シュナイダーの８個の一級症状では説明不可能なほどの数になっているでしょうし、「健常者」が８個の症候で自己を自己として保てるほど堅固ではないことも明らかになっています。

　先にハイデガーの主張した「人間は生ける秩序であり、この統合が崩壊するのを"生ける秩序の危機"（クリーゼ：Klise）」とは、即ち病態を定義した表現です。

　"生ける秩序の危機"と言っても、必ずしも分裂病に限定されているわけではなく、人間にとっては"がん"も生ける秩序の危機と言えるでしょう。"がん"は身体も心も崩壊に向かう病態です。数少ない既成の抗精神薬剤などでの治療は思い起こせるのですが、外科治療となると過去の忌まわしきロボトミー・ロベクトミーのような精神医学的外科手術だけで、それはなんらかの改善を提供するものではありません。

　外科は"本体を害するところを切除し、本体の生命を守ろうと試みる科学"です[6]。大胆な中に、全ての有害細胞すな

わちがん細胞の属する臓器を切除してしまうのです。但し、一度失った臓器は二度と戻ってはきません。これとは異なり、身体に潜むがん細胞だけを殺傷するという内科療法を例証するなら、がんに侵された臓器に親和性のある抗がん剤を全身に注入することにより、がん細胞の撲滅を図るのです。しかし、今日の薬剤による抗がん剤療法の限界として、がん細胞はうまく行けばがん細胞だけが融解していくのですが、健常細胞も被害を受けることが保証付となっているのです。可能な限り、健常細胞に危害を加えないはずですが、現実的には困難なのも今日の医学の現状であります。

【74歳／男性（Y・Sさん）のケース：横行結腸癌—肺転移】

　横行結腸全摘後３ヶ月は、経過良く過ぎていましたが、安心だったのはほんの束の間であり、その後、肺転移巣が見つかり、手術困難ということで抗がん剤を適応することになりました。点滴の毎日が地獄のように思えて、辛くて辛くてたまらなかったので、主治医に問い正したところ、「いつ止めてもいいですよ。効果については全くわからない抗がん剤なので」と言われたといいます。

　優しい女性の医師ということもあって激怒することはなかったものの、「このままじゃ死ぬのを待つばかりじゃないか」と思い、近所に住むある女性のところに相談に行きました。彼女には２箇所もがんがありながら、元気に暮らしています。彼女から「H先生に頼んであげようか。力になっても

らえると思いますよ」と言われ、転院を決めました。

　H医師からは「現在の抗がん剤は全く効果がないのですね。それどころか、ご自身の肝臓を始めその他の臓器がかなり悪い影響を受けていますね。腫瘍マーカーもマックスを示していますし、これでは治療を受けておられるというより、がんの悪化療法・がん拡大療法を受けておられるようなものです。もし可能でしたら、即刻、抗がん剤を中止して、初歩からやり直しということで、肝臓の治療を行いましょうよ。毎日、肝臓の注射に通ってください。それから、がんに対する免疫を上昇させるSSRIの服用とDHEAを服用してみましょう」と告げられたのでした。

　抗がん剤の中止と肝臓の治療による効果なのか、Y.S氏はみるみるうちに元気を取り戻しました。さらにサプリメントとしてDHEAとSSRIを処方して数ヶ月、全ての腫瘍マーカーが正常化し、元気そのものとなったのでした。手術でも抗がん剤でも治らなかったがんが、精神科医の処方と精神療法で寛解に至ったのです。

　ここで、Y.S氏にとっての「寛解という状況」を見直してみることにしましょう。もちろん、自らの身体を傷つけるとか身体を使用困難にするなどといった意図は全くなかったはずですが、これは彼自身が記憶している期間のことであり、その間の意図と言えます。「生来」となると必ずしもそうとは言えないかもしれませんし、少なくとも彼が家庭の中で独り住まいを始め、他の家族とはほとんど付き合いをしないよ

うになったのは、決して自然な流れとは言えないでしょう。それ以降、彼の存在である現存在がひずみを持つようになっていったのです。その歪みが、細胞分裂時の遺伝子の歪みとなったのでしょう。一度歪んだ遺伝子は次から次へと歪んでいき、悪性細胞となっていったと推測されます。つまり細胞段階での遺伝子の歪みに始まり、その遺伝子の歪みが悪性腫瘍へと変化し、増殖していったのです。

このような流れの中で悪性腫瘍を攻撃するはずの無限に存在するNK細胞が活性化され、攻防が行われるのですが、悪性腫瘍細胞が有意に増加していくと、自己を守ろうとして攻撃しても限界があるため治療が施されることになるのです。ところが、その治療は、悪性細胞を攻撃すると同時に自身の健康な細胞まで攻撃してしまうというものです。これが「抗がん剤治療」の特徴です。

Y.S氏の場合、抗がん剤治療によって自らの生命を危うくする結果を生み出してしまったため、そうした状況から抜け出そうと抗がん剤療法からの脱出を試みたものと言えましょう。その結果、悪性腫瘍細胞は健康な細胞に駆逐され、遂には消退していったものと推測されます。現存在を危うくされたY.S氏は、抗がん剤治療からの脱出により、自らの現存在を体験する時を持ったのです。

Y.S氏については、その存在が全て過去に遡るものであり、木村敏の言う「ポストフェストウム的存在」が、彼をして今日存在しうることとなったと言えましょう。数年を経た今日、

彼は現在の主治医のところへいそいそと通っているのです。

　身体疾患の発症を生活史の中に求め、このように明らかな生活史を見ることは、日常診療においては無理なことかもしれませんが、当らずとも遠からずというところでしょうか。今日の私たちの存在は、それまでの何らかの生活史に根ざしており、その生活史ゆえに、私たちが生きることも生きられなくなることもありうるということだと思います[21]。

　ここまで、Y.S氏の現存在について生物学的な視点からの記述と受け止められるかのように述べてきましたが、本来、もう少し深めに自明性及び非自明性に関して述べていくなら、生物学に限定されることなく、または現存在における自明性に関しては、常に非自明との対比において述べられるものと考えられるため、この時に考えられるというのは、単なる恣意的な思考ではなく、あくまでも自明に対しての非自明であり、非自明と自明が相反するところではないということも明らかにして受け止めるべきであろうと思います。

　ここで「個別化の障害」あるいは「個別化の失敗」を考えた時、「個であることが、即ち自明性」となり、「個別化の失敗」こそが、「自明性の喪失」となるでしょう。これは、Y.S.氏が心身の区別なく全身をがん細胞で占領され、同時期に抗がん剤という得体の知れない物質に占領されていたことを表します。

　彼の個別性あるいは彼の自明性をありありとした現存在と

して取り戻すには、「がん細胞を取り去り、抗がん剤という彼の細胞に取り付いた得体の知れない存在（寄生生物）から引き離す」ことのみが、残された方向となると思われます。

　事実、抗がん剤でほとんどが破壊された肝細胞を実に微力なグリチルリチン酸注射を毎日行うことにより、ほんの少しの抗がん作用を認めると言われるSSRIの内服を可能にし、同時に、肝細胞のみならず、他の多くの細胞を崩壊させた抗がん剤を全身から洗い流したのです。その結果、肝臓は、小さな抗がん作用を持つと言われるSSRIを使い、がん細胞を破壊する、脾臓の中に永遠と言われるくらいに存在するNK細胞を活性化し、がん細胞を破壊する方向に向かわせ、抗がん剤を中止するだけで全身の細胞は単純に健康を取り戻していくのです。「自明性の取り戻し」とでも言えばいいのでしょうか。いいえ、これだけでは、放置されたY.S.氏は自明性ゆえに命を失うことになりましょう。何故なら、抗がん剤とはがん細胞を破壊する作用を持ち合わせると同時に、彼の健康な細胞も破壊し続ける役目を持っているからです。

　抗がん剤ががん細胞を破壊するという自明性のみを持ち合わせている場合は、抗がん剤の目的が果たされれば、人は自然の生を取り戻し、自身の現存在を確認し、自然の中で健康な生活を送ることができるはずです。まさに、ハイデガーが「人間は生きた秩序である」と申した通りになると思われます。自明性の喪失ゆえに声も出なかったY.S.氏は、今日、大声で話しまくり、毎日、頼みもしないのに職員の昼食・夕

食を一人で作ってくる。これこそ、Y.S. 氏の自明性の喪失からの帰還と言えましょう[22]。

ブランケンブルグの場合、非自明と対比して自明性が語られているところがあり、スムースな流れを欠いているように思えます。アンネ・ラウは自身の生活史の中で長い長い躓きを体験しながら、そのことには全く気がつかなかったようです。彼女が追い詰められるように「自明性の喪失」を感じることにより、堪え難い自己の存在に対して「自死」を選択したものと考えられます。

今日でも、統合失調症の患者が最も大切な人と別れて死の道を選択する時は、「極めて自然であり、清々しさを感じるくらい」なのです。何の拘りもなく、気遣いもなく、神という存在があるとすれば、神に呼ばれていくように爽やかさを感じます。躊躇いもなく「自然というのはこれほど清々しいものか」と感じるものです。そして、私どもに対して優しさを贈ってくれるようにして、目前から去って行くのです。

自明性の喪失であり、自明性の喪失ゆえに、自死の道を爽やかに選択していかれるのか、それともまさしく自明性というものがあまりにもこの世で体験するには強すぎてキツイため、その中にいることに耐えられないからなのでしょうか。

いや、これまでの経験とブランケンブルグの治験とを検証すると、「自己が自己である」とか「我は我である」「この場に来るべくして、この場に立っている」という自明の理が失われていくことこそ、「生と死の間をくぐり抜けようとして

いる」ことになるのではないでしょうか。

　自明性の理というのは自明性の喪失域ではなく、自明性を感じ取れるがゆえに喪失とされ、自明性と非自明性とが対比可能となるのではないでしょうか。

　すでに、「現在は即ち過去である」ということは自明のこととして受け止められています。つまり、現在の存在が即ち過去の存在となるのは自明の理と言えます。自明の理と、自明性の喪失と非自明性とを比べることは可能でしょうか。

　かつて、木村敏氏は「個別化の失敗」として統合失調症の中核を定義したのです。即ち、最も統合失調らしい統合失調症を統合失調症の中核群と規定し、そこには「症状がない」とも定義したのです。これは、言い換えればブランケンブルグの自明性の喪失とも言えるのかもしれませんが、木村氏は同時に『人と人との間』（講談社）の中で、禅の言葉から「人は、一輪の花を愛でる中で、大自然を感じる」と引用しています。

　その意味するところは、「人の自然を感じる心は、大平原でも、氷山の流れる大海でもなく、ただの違い棚にひっそり生けられた一輪の花を愛でることで全ての自然の営みを感じることができる」というものです。気どりもなく、飾り付けもなく、ただ、一輪挿しに投げ込まれた花一輪ということになります。あらゆる装飾を投げ捨てた中でのみ感じられる、自然の中の自然と言えるでしょう。

　ブランケンブルグの自明性の中には、このような「あらゆ

る装飾を投げ捨てた後でのみ体験可能な、自然の中での自然」と通じるところがあるのではないでしょうか。

ポスト・フェストウムとアンテ・フェストウム的現存在

　自明性の喪失を見る時、即ち時空間的非自明性に対して自明性を見るのは明白なことです。ブランケンブルグが主張したように、自明性には、非自明性が対するのです。

　この自明性という時、時間的な動きを含めるがゆえに、自明性が自明性となり、非自明が非自明となりうるのです。自明性が自明性に向かうと同時に、非自明性が非自明性に向かうという時間的な移動となります。ブランケンブルグを訪れたアンネ・ラウは、当たり前を当たり前として感じることができず、当たり前でないことも当たり前ではないと感じられなくなっていたのです。これが自明性であり、非自明性となると思われます。

　現在は同時に過去となり、未来は未来を確認することで、現在を経て過去となっていきます。これを木村氏はアンテフェストウム、イントラフェストウム、ポストフェストウムとし、時空間的存在を規定（想定）したのです。つまり、人間存在の時空間的な存在規定となります。

　未来に対しては、常に不安と何が起きるかわからない恐怖を持ちながら、これを待ちます。この待つ存在をアンテフェストウム（祭りの前）と表現し、ちょうど小学生や新入社員が舞台に立って挨拶をする直前の状況を表しています。この

挨拶が終わると、もう少し丁寧に話せばよかったとか、ゆっくり話すべきであったとか、みんなはどのように感じたのであろうかなどと、過去になってしまった時間空間を思い起こし、「○○であればよかった」と悔いることが多いようです（未済性）。これがポストフェストウム（祭りの後・後の祭り）と言えます。言い換えると「取り返しのつかない過去」とでも表現されるのでしょうか、どれだけ悔やんでも二度とやって来ない過去、これが「祭りの後（ポストフェストム）」となります。

　舞台に立つ時は、「これから＊＊＊のように話そう」「ゆっくり話そうか、それともハキハキしようか」「誰が私の話に耳を向けているだろうか」「ドキドキして仕方ない」「不安で不安で仕方ない」となります。これが、祭りの前、アンテフェストウム的存在というのです。

　そして、舞台から降りた後は「もう少しゆっくり話せばよかった」「少し難しい言葉を使ったかもしれない」「もうどうしようもない」などといったポストフェストウム的存在となり、取り返しのつかない過去に対して想いを馳せるのです。どう考えても過去は絶対に戻ってこないのに、その過去の出来事をやり直したくなり、なんとか取り戻そうとするのです。あたかも未だ終わっていないことのように、過去を振り返って、やり直せるのではないかといった未済性について考え込むのです。

　これをして、ポストフェストウム（祭りの後：後の祭り）

と称するのです。ポストフェストウムは、永久にポストフェストウムであり、取り返しのつかない事態（存在）となってしまっているのです。

　よく交通事故を起こした運転手が、「あの時、ハンドルを曲げ、ブレーキをしっかり踏んでおればよかった、それに、スマホを見ていたのが悪かったんだ」と、頭を抱えている姿を見ます。そうです、全ては取り返しのつかない事態を最初から計画でもしたかのように起こしてしまったのです。過去には絶対に戻ることができませんし、修復・再生は不可能なのです。

　道徳性という見地まで観念的にならなくても、時空間的存在から見れば、この事故による被害者の過去も運転手と同様に絶対に戻ることはないばかりか、未来も失われているということになります。

　運転手にはそれなりの未来があるでしょうが、被害を受けた人には限定的未来しかなくなることになります。

　ちょうど舞台から降りた後に、舞台へ登り始めた時からの時間の推移を思い起こし、「あれもこれも取り返しがつかない」と思いながら舞台を後にしていく道のりと言えるでしょう。

　これとは全く異なる時間が、舞台に登ったときに流れます。「ゆっくり話そうと思ってもブレーキが効かない」、「丁寧に話そうとすると舌がもつれてしまう」（一体どうしたら、この時間を修正できるのだろうか：イントラフェストウムとしての現存在に突入していく）、「突然、どこかから咳払いが聞

こえる」、「誰かが自分の話し方に不自然さを感じたからだろうか」、「向こうの女性が鼻を鳴らしている、自分の話し方の不自然さを伝えてくれているのだろうか」、「遠くの方からスリッパを落とす音が聞こえた。何の警告だったのだろうか」（ポストフェストウム）、「自分が余りにも慌てているから、そのことに対しての嫌がらせだろうか（イントラフェストウム）」、「嫌がらせであったのだろうか（ポストフェストウム）」などと、次から次へと脳裏に浮かんでくることが増えてきます。これがイントラフェストウム的自己存在であり、如何ともしがたい状況と言えるでしょう。統合失調症の発症時と同じかもしれません。いや、統合失調症の初発当時の脳の各ブロックの統合が崩れてきている時と同じように感じるかもしれません。中核群ではなく辺縁群、即ち軽症の統合失調症では、幻覚や妄想を発するブロックが統一されていないため、思考伝播・思考漏洩・被害的幻聴として被害的噂体験として体験され、自我が脆弱となっているので、自らの体験として統合されているかもしれませんし、あるいは統合されていないかもしれませんので、時には焦燥、突っかかり、乱暴へと進行するのでしょう。

　しかしながら、先に中核群統合失調症と記した病態にあっては、患者自らが被害を受ける体験ではなく、患者と周囲との自然らしさの隔たり、即ち自明の理の隔たりとして体験されているのではないかと考えられるのです。したがって、過去に述べられてきた、統合失調症の自我の脆弱さではとても

説明が困難となります。

　極端な例で言えば、銀座の最も客の行き交う時計ビルの真ん中へ、素っ裸にして放り出された状態が即ち急性期の統合失調症の内的状況と言えるのではないでしょうか。ほんの少しの刺激にも過大に反応し身動きさえできなくなる、時には全く反対に暴力的になって告発するかのように訴えになることも稀にありましょう。

　但し、多くの統合失調症の場合は、ヤケを起こしたような乱暴などは極めて稀であり、却って静かになられることが多いように見受けられます。これが「自閉」と表現されるのかもしれません。乱暴に走る傾向はそれまでの生活史に由来することが多く、「排除の姿勢」に長期に渡って浸っていた人が耐えられなくなって暴発し、乱暴な行為が見られる場合が多いように考えられます。

　例えば「無差別殺人を試みた青年」は、仮に心の方向性に問題があったにせよ、統合失調症とは縁のない精神の価値基準の問題性を孕み、殺害という異常行動を使っての未済性（ポストフェストウム）の解決を試みており、明らかに責任能力があったという場合も考えられます。つまり、無差別殺人を試みた青年には、常に「悪意ある衝動性の合理化」があり、気持ちの自然な流れが見られません。小児期から今日に至るまで、如何ともしがたい自然な流れが全く見られないところに統合失調症との違いを見ることができます。原因と考えられる一例をあげれば、一家団欒のなさ、食べ物を分け与

える気持ちのゆとり、気配り、食事をしながらの会話の有無などでしょう。

　スメタナ作曲の交響詩「モルダウ」の流れのごとく、滑るように流れていくのが自然の流れというものでしょう。また、ヨハンシュトラウス作曲の「美しく青きドナウ」も同様です。限りなく自然に近い流れであり、限りなく青に近い緑の川の流れ、自然の川の流れを見る時に誰もが感じる一幕でしょう。

　ここに見られないのが、無差別殺人を犯した人の表情です。不自然で、硬く、柔らかみがない、引きつった表情であり、視線は一点に絞っているようで、実は見えるところ全てに焦点が合っている。全てに視線が合っているので、その次のアクションが推測できないのです。何もしないか、突然飛び越えるか、全くわかりません。アンネ・ラウと何処か似て非なる表情かもしれません。症状のない統合失調症というのは、このような表現が的確なのかもしれません。無差別殺人犯は、人をそれぞれ区別できない認知障害が著しくなり、殺人という行動障害となり、自と他に開きがあるようで全く開きがないように思えます。離人症ではない、ただ単に自と他が明瞭にならず、明瞭になるという確信もありません。限りない開きがあるようで、その開きを知ることができないからといって、感情がむき出しになってきません。大きな画面に極めて小さな顔が映っているようにも見えます。「なぜ」という言葉のない世界と言えるのかもしれません。

　過去に、エラ呼吸をして胎内で生き、そのまま誕生したホ

ルマリン漬けの標本を見たことがあります。年齢は、1歳から2歳程度であったと思いますが、姿は全くの人でありながら、エラ呼吸をする穴が空いていました。1歳から2歳程度にもかかわらず、骨格筋はもとより、一切の表情筋が動いたという形跡がありません。人類の源の姿なのでしょうか。そこにあるのは、すでに自明性というところのみでありましょうか。同時に非自明というところもありません。正しく人類の原器という存在でしょうか。完全に生命が途絶えていることだけが確かです。しかし、存命中のこのケースは、正しく自明性の喪失であり、万が一、成長していったとしても、決して自明性とはならないのではないでしょうか。人間の進化の過程で、魚類から進化して水中の人類となり、人類として進化していったと推測される標本であったのです。

　生死に関わらず、進化の過程で生物は自明性を獲得し、その後に自明性を喪失し、そして進化していくものと推測される。まさに、この繰り返しが進化であり、その中に「自明性とは」と問われる一時が見られると思われます。

　自明性の喪失とは、時空間的には一瞬の時間であり、その一瞬の時間に存在する生命物体と考えられます。一瞬であるがゆえに、自明性とは同時に過去の存在となるでしょう。現在の自明性は、決して未来に渡っても自明性としてはあり得ないのではないでしょうか。現在は過去となるため、自明性とは過去の時空間的存在であると言えます。

　偶然見えた標本は、仮に生を得ていたとしても、やはり自

明性の喪失としての存在であり、現存在ではないと言えるでしょう。

　自明性を持つ存在とは、生後あるいは生前からの長きに渡る生活史の中で今日の現存在を体験している晴れやかで生き生きした自己を保ちつつ、自己が自己として存在することを体験していることを表します。それゆえ現存在分析に至ると、主体である本人とこれをスポットライトの下で見る分析者の間に出来る「間の取り合い」が主体となり、客体となりうるものと考えられます。自明性の中で自明性を生きることは、その生命体そのものが自明性となると言えるでしょう。

　言い換えれば、自明性の喪失の中での現存在という存在は非自明性と言えるであろうし、非自明性の中での存在であるがゆえに存在可能と言えるでしょう。

　生後の長期に渡る生活史の中で病理性を帯び、その病理の深さや広さにより、統合失調症は中核群を中心として辺縁群へと広がっていくのです。この広がりは、木村敏の「中核群統合失調症：症状のない統合失調症」を中心として、辺縁部にはクルト・シュナイダーの「一級症状を伴った統合失調症」が座し、病理性の明らかな統合失調症が辺縁部を埋めることになったのです。

　他方では、内分泌障害や感覚遮断現象など明らかな生物学的病理性を原点とした統合失調感情障害（非定型精神病）、さらにその辺縁には様々な身体疾患に由来する症状精神病が座を占めることになったのです[24]。

〈画像診断学的病理学〉

　ここで明らかになったのは、統合失調症の病理を考える時、最近特に流行しているMRI・CT-スキャン・PET-CTなどの画像診断機器による病理性と、これまで明らかにしてきた病理性、即ち精神病理学に基礎を置く考えとは全く相容れない異質の存在であることです。このことは、頭痛を訴えてきた患者に「画像診断では全く異常が認められませんから、あなたは全く健康なのです」と言うようなもので、笑い話ともならない宇宙的な論理性の違いであると言えるでしょう。

　今日「先端医療機器」にて明らかにされたと言われる画像診断なるものは、突き詰めるまでもなく、元来研究が求められてきた「組織病理学」あるいは「形態学的病理学」そのものであり、何ら目新しいものではありません。これらの画像診断による詳細な研究は「脳科学」の超微細分化的形態学であり、物言わぬ形態学的所見と思われます。脳科学的形態学とは、人間の脳裏に浮かぶ感情を含めた言語を他者に伝えるために表すのではなく、予測された場所や特定的な言語を第三者が別の言語で表し、その病理性を他者に伝えるというものです。

　ここに大脳の解剖学的な所見を表す源になる脳の解剖図を示してみます。この解剖図に従って、脳の電気的な変化が、これを判断するスキャナーにより色覚に訴える変化に表現され、その変化のあり方により、脳の中の変化が言語化されま

す。その言語化された内容が画像診断として表されるのです。

大脳皮質の主な役割（機能）

皮質・部位名			役割	側性化
大脳皮質	前頭葉	眼窩前頭皮質	思考や判断の中心的な役割。	左脳は、知覚、思考、判断、意思、感情を司る。（論理的思考） 右脳は、本能や自律神経、感性・記憶を司る。（感覚的思考）
		前頭連合野	各連合野の情報判断実行。	
		前頭眼野（前頭眼窩野）	眼球の随意運動指示。情動・動機づけ。	
		運動連合野	運動の司令塔。	
		一次運動野	手足・顔・体幹の運動を司る。	
		ブローカ野	言語処理、音声言語の処理（言葉を作りアウトプット）。	
	頭頂葉	一次体性感覚野	身体の感覚、温痛感、触覚の中枢。	
		頭頂連合野	視覚・感覚・言語の情報統合、空間・時間の認識・判断。	
		角回	言語理解、連想記憶部分。	
		縁上回	音韻のワーキングメモリ。	
		味覚野	味覚情報の受取。	

側頭葉	聴覚野	聴覚情報の受取。	
	側頭連合野	視覚・聴覚・色、形、音の認識。	
	ウエルニッケ野	感覚性言語中枢(インプット)。音声言語を理解、認識する。	
	島皮質	行動の知覚と関係。	
後頭葉	視覚連合野	形態、空間、イメージ画像を担当。	
	視覚野	視覚情報の受取。	
脳梁		右脳・左脳の情報をつなぐ。	

(Akira Magazine より)

ブロードマンの脳地図

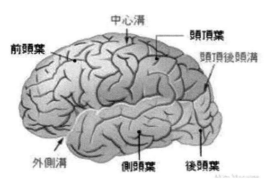

(Akira Magazine より)

司令塔・大脳皮質の機能・概略

　脳の表面部分は大脳皮質と呼ばれ、前頭葉・頭頂葉・側頭葉・後頭葉と左脳、右脳の各部に分類することができます。左脳、右脳は脳梁でつながっています。人間の思考などの中枢です。大脳皮質の内側は白質と呼ばれ、大脳皮質の神経と他の神経をつないでいます。人間の知覚、随意運動、思考、推理、記憶など、高次機能を司る人間が生きていくうえで必要な事柄の司令塔です。脳部位によってそれぞれ請け負っている役割が異なっています。

　前頭葉・頭頂葉・側頭葉・後頭葉・脳梁について概略を紹介します。人間の場合、進化している動物としてそれ相応の反応を示しているのです。赤の知覚に基づいた感情は、随意運動として手を振り上げることがあります。例えば、大脳皮質の画像診断所見を見て、赤の知覚領野が強く反応していたとします。その結果を見て「現在、周囲の出来事に対して視覚的あるいは聴覚的に著しく反応しており、その反応の仕方がこの人の○○への感受性の強さを表しています。さらに、随意筋で手を振り上げている行動には知覚した感情を即刻行動に表す傾向のあることを示しています」と表現することが、脳科学として分類されるのでしょう。今日ではさらに、その大脳の領野が画像で表現されるようになっているので、同じ視覚的な情報を共有で見る世界・研究分野となっているのです。

　脳科学と精神病理学との違いを敢えてここに示すと、「生

ある人が生ある人を前にして、互いのありったけの表現力量を使い、互いの間である場を自己の場として奪い合う」ということになり、これが精神病理学をこの世に生み出し、理解し合うようになったのではないでしょうか。

これに対して脳科学は、あくまで無機的な反応として人間の脳の状況反応を比較対象し、これを論じ合う科学として認識され、連続していくことが可能となるのではないでしょうか。事実、CT-スキャン、MRI、PET-CTなどにより、各々の検査特性に応じた所見が増加しているのも現実であります。

当初、脳内の器質疾患などの存在の有無を確認し、その精神症状が器質疾患由来かそうでないかにより大きく対応が異なっていましたが、これらの画像診断機器は必ずしも脳内の器質疾患の有無の確認には必要なく、むしろ統合失調症の画像に見られる特徴の診断へと道が変わっていったのです。その結果、時には人権にも触れるような実験そのものに目的のある検査行為も多くなされたようです。

〈**電気けいれん療法（ECT）について**〉

1970年代には、ロボトミー、ロベクトミーなどの外科手術はもとより、電気けいれん療法（ECT）も精神科臨床から消失しつつありました。理由は、何らの効果も期待できないばかりか、副作用、苦痛、心的、器質的後遺症を残すのみの行為であると認められたからです。その結果、一旦は、20年以上に渡り、完全に消失した治療法となっていたのでした。

一旦は自粛として臨床場面から消失していたと考えられるECTですが、時の変遷とともに精神科臨床に携わる医師も入れ替わり、安全性や副作用の確認だけでなく、患者本人がECTを希望しているかしていないかの確認を行うことまで忘れ去られてしまっていたのです。

　また、一方では「統合失調症にはECTは無効であるが、双極性障害の重症例には有効なことがある」というコンセンサスができていた時もあったのです。統合失調症に限定するならば、「統合失調症にはECTは効果があるとは言えない」と、一時のECT自粛傾向以来連綿と精神医学の歴史の中に言い伝えられてきた事実があります。これに関しては文書が公開されていますので、是非とも目を通していただきたいと思います。

■ ECTに関する情報 (Information on ECT)

（The Royal College of Psychiatrists より）

　これは、ECT（Electro-convulsive therapy：電気けいれん療法）について詳しく知りたいと思っている人たちのために書かれています。ECTはどのように効くか、どうしてECTが用いられるのか、その効果と副作用およびそれに代わる治療法について説明しています。

　ECTは様々な点から議論が分かれる治療法であり、ここでは対立する立場からの意見を説明しています。

重要なのは、ECTの効果と副作用、およびECTを他の治療法と比べてどうなのかといった点です。

ECTとは？

ECTは一部の重度の精神疾患に用いられる治療法です。もともと1930年代に開発され、1950年代、1960年代には広く様々な疾患・症状に用いられました。現在では、ECTはより少数の、より深刻な状態に限って用いられるべきであるということが明確になっています。

ECTは、脳に電流を通してけいれんを引き起こします－これが電気けいれんの名前の由来です。ちょっと聞いたところでは突飛に思えるかもしれません。脳に電流を流すことが精神疾患を治療するのに理にかなった方法であるなどと、誰が考え出したのでしょうか？このアイディアは、有効な薬がなかった時代の観察から生まれました。うつ病や統合失調症に合わせててんかんも持っている人の中に、けいれん発作があった後でうつ病や統合失調症の症状が良くなったように見える人がいたのです。研究によれば、ECTの治療効果は電流よりもけいれん発作によってもたらされると考えられています。

ECTはどの程度頻繁に使われるのですか？

今はそんなに頻繁ではありません。1985年から2002年の間に、イングランドではECTの使用が半分以下になり

ました。これはおそらく、うつ病の治療のためにより有効な心理療法や薬物療法ができたためと思われます。

ECT はどのように作用するのですか？

作用機序は明らかではなく、多くの説があります。

ECT は、脳の血流のパターンを変えます。また、うつ病によって影響を受ける脳の領域の代謝も変化させます。多くの医師は、重症のうつ病は脳内の特定の化学物質に問題があるために起こると考えています。ECT はこれらの化学物質を放出させ、もっと重要なことには、それらの化学物質を働きやすくさせることで、うつ病の回復を助けると考えられています。

最近の研究によれば、ECT は脳の特定の部位で新しい細胞や神経ネットワークの成長を促進させるようです。

ECT は本当に効くのですか？

ECT が効くのはけいれん発作によるのではなく、発作を経験する人が受けるその他すべてのこと（特別な配慮や支援を受けること、麻酔など）のためであると言われてきました。

標準的な ECT を「模擬」あるいは偽 ECT と比較した臨床試験がいくつか行われました。模擬 ECT においては、被験者は ECT を受けるのとまったく同じ処置（ECT 室への入室や麻酔剤や筋弛緩剤の投与を含みます）を受けま

すが、脳に電流は流されず、けいれん発作は起こりません。これらの試験では、標準 ECT を受けた人は模擬 ECT を受けた人よりも回復する可能性が高く、より早く回復しました。けいれん発作を起こさなかった人は、起こした人に比べて治療結果は良くありませんでした。

興味深いことに、「模擬」ECT を受けた人の多くは、非常に症状が重かったにも関わらず、回復しました。このことから、あらかじめ考えられていたように、特別の支援を受けることが有益であることは明らかです。しかし、ECT は重症のうつ病において、さらなる効果を及ぼすことが示されています。短期的にみると、薬物治療よりも有用であるようです。

ECT の利点とマイナス面
〈ECT が有用なのは？〉

国立健康および臨床卓越性研究所（The National Institute of Health and Clinical Excellence; NICE）は ECT の使用を詳細に検討しました。その結果、ECT は重症のうつ病、薬物治療の効果が出にくい重症の躁病、あるいは緊張病にのみ用いられるべきであると述べています。

ECT は重症のうつ病で生命の危険があり、早急に治療効果が望まれる場合、あるいは、他の治療法で効果がなかった場合の急性期の治療法として考慮されるべきだとされています。中等度のうつ病の標準的治療法として用いら

れるべきではありません。

〈ECT が効かないのは？〉

ECT は軽度から中等度のうつ病や、その他の多くの精神疾患には有用ではないと思われます。統合失調症の一般的治療にはいっさい使われません。

〈他の治療法があるのに ECT を行うのはなぜですか？〉

ECT は、重症のうつ病にはもっとも効果的な治療法であると示されています。通常、次のような時に使われます。
・数種類の異なる薬を試してみたものの効果がなかった場合
・抗うつ薬の副作用が非常に深刻な場合
・過去に ECT が有用だった場合
・食事や水分を十分に取らず、生命に危険がある場合
・自殺を真剣に考えている場合

〈ECT の副作用は？〉

ECT は、処置としては重大なものです。数週間の間に、てんかん性けいれん発作を何回も起こし、麻酔が何回か導入されます。非常に具合が悪く、生命の維持が危ぶまれる重症の病気のある人に使われます。他のあらゆる治療法と同じく、ECT には多くの副作用があります。軽度なものも、より重度なものもあります。

①短期的副作用

多くの人がECTの直後に頭痛や筋肉痛を訴えます。頭がもうろうとしたり、全般的に調子が悪いと感じたり、時には気分が悪いと感じる場合もあります。治療後に悲しくなったり、回復期に涙ぐんだり怖がったりする場合もあります。しかしたいていの場合、特に看護スタッフの助けや支援、簡単な鎮痛剤や軽い飲食物を取ることで、これらの症状は数時間で落ち着きます。

ECTの直前・直後の記憶の一部が、一時的に失われる場合もあります。

年配の人では、治療後2~3時間は非常に混乱する場合もあります。これはECTのやり方を変える（脳の両側に電流を流す代わりに片側だけにするなど）ことで、抑えられることもあります。

全身麻酔による体への危険もわずかながらあります。約5万例に1例で死亡もしくは深刻な障害が起きる可能性がありますが、これは歯科治療における麻酔事故とほぼ同じ確率です。ただし、ECTは数回に渡るコースとして行われるため、ECT 1コースあたりの危険性は約1万コースに1回となります。

②長期的副作用

ある程度の記憶障害は、おそらくECTを受けた人すべてに見られます。多くの場合、ECTのコースが終了し数週間たつと、これらの記憶は戻ってきます。しかし、一部

の人では記憶がその後もずっと障害されたまま、あるいは二度と戻ってこないという訴えが見られます。これらのどの程度がECTによるものなのか、あるいはうつ病やその他の要因によるものかはわかっていません。

　一部の人はもっと悲惨な経験、たとえば人柄が変わったり、それまでできたことができなくなったり、もはやECT以前の自分ではない、というような感覚を訴えています。その経験は克服できず、恒久的に傷つけられたと感じていると言います。

　ECTの回数が増えれば増えるほど記憶機能への影響が大きくなるという点では、一般的に意見が一致しています。

〈ECTを受けないとどうなるでしょうか?〉
・回復までにより時間がかかるかもしれません。
・うつ状態が非常に重症で食事や水分を十分に取ってない場合、体の病気になったり、死に至るかもしれません。
・うつ病が重症で他の治療を受けていない場合、自殺の危険性が高まります。

〈代わりとなる治療法にはどのようなものがありますか?〉
　もしも重症のうつ病の人がECTを拒否した場合、代わりになる方法はたくさんあります。すでに試みられたかもしれませんが、薬の変更や新しい薬の追加、集中的な心理療法などが考えられます。重症のうつ病のいくつかの症状

は時間がたてば自然に良くなるでしょう。ただし、重症のうつ病にはかなり高い自殺の危険性があります。

ECT を受ける（受けない）ことを決める
〈ECT を受けることに同意する〉

　重大な薬物治療や外科治療を受ける時と同様に、ECT を受けることへの同意（あるいは許可）を示すよう求められます。

　ECT 治療の内容、それを行う理由および期待できる効果と副作用がわかりやすく説明されます。治療を受けることを決心した場合は、次に同意文書に署名します。これは、ECT について説明を受け、それがどのようなものなのか理解し、ECT の施術に同意したことの記録となります。しかしどの時点でも、同意を撤回することができます。たとえ初回の ECT の前であってもです。

〈どうしても ECT を受けたくない時は ?〉

　もし ECT に対して非常に強い感情を持っている場合は、担当医や看護師だけでなく、あなたの意見を代弁してくれる友人、家族あるいはアドボケート（訳注：医療チームとは独立している活動しているスタッフで、あなたの権利擁護のためのサポートをしてくれます）にも知らせておくべきです。

　医師は治療について判断する際、こうした意見を考慮し

なければなりません。

ECT を受けたくないと明言している場合は、それを受けることはありません。再び具合が悪くなった時にどのように治療してほしいかをはっきりさせておきたければ、「ECT を受けないとする事前指示書」を書くのもいいでしょう。あるいは、「健康と福利のための代理人（Health and Welfare Attorney）」を指名しておき、あなた自身ができない時にあなたに代わって決断してもらうこともできます。

〈ECT は本人の同意なしでも行えるのですか？〉

ほとんどの ECT 治療は、同意した人に対して行われます。つまり、以下のことがすでに検討されたことを意味しています。
・ECT の内容についての十分な議論
・なぜ ECT がこの場合に考慮されたか
・有益な点と不利な点
・副作用についての検討

精神保健法（Mental Health Act）のもとで強制治療を受けている際でも、本人の意志に反して ECT が行われることはありません。上記のような点についてきちんと話し合いを行いそれを記録しておくのは、治療に関わる医師や看護師の責任です。

しかし時として、本人の具合が悪くてこうした話し合いができないことがあります。ひどく引きこもったり、自分

の立場について十分に理解できなくなるような考え（例えば、自分の病気は何かの罰であるというような考え）を持ったりするためです。

　このような状況では、本人が適切な合意や同意を示すことは不可能でしょう。こうした場合でも、ECTを行うことは依然として可能です。このことに関する法律は国により異なります。

　英国内においても違いがあります。イングランドとウェールズでは、精神保健法のもとでECTを行うことができます。これには2人の医師と、医師以外の専門家（通常はソーシャル・ワーカー）の合意を必要とします。さらにその後、本人の治療に直接関与していない独立した専門家によるセカンド・オピニオンを得なければなりません。医療チームは家族や他の介護者とも相談し、彼らの意見や、本人が以前にECTに対しての意見を示していた場合は、その意見についても考慮しなければなりません。

　時に、本人にインフォームド・コンセント（説明を受けた上での同意）を示す能力がない場合、治療チームは、成年後見法（Mental Capacity Act：意思決定能力の判断および意思決定能力のない人の権利擁護についての法律）のもとでECTを行うかどうか決めることもありますが、これは稀です。たいていの場合は、精神保健法が本人の権利を保障するために最も適した法的枠組みです。本人に自己決定能力がなく、法に基づく「決定者（通常の治療を行って

いる精神科専門医)」が、ECTが「本人にとって最も良いと考えられる (best interests)」と考えた時にのみ、成年後見法のもとでECTが行われます。

「決定者」は、本人に関わる人たちを通して、本人に自己決定能力があるとしたらどうしたいと言うだろうか、できるかぎり理解しようとします。たいていは、家族や本人に近い人たちの意見を聞きます。決定者はまた、「可能なかぎりのすべての方法」をとって、本人が（もし可能なようであれば）自己決定能力を取り戻せるよう援助します。独立した専門家の意見を聞く義務はありませんが、治療チームは別の精神科専門医のセカンド・オピニオンを求めることもあります。

どちらの法律（精神保健法または成年後見法）のもとでECTが行われるにせよ、本人の治療についての理解を定期的に評価することは必須です。いったん本人が同意能力を回復した場合は、ECT治療は本人が同意した場合にのみ続けられ、本人が拒否した場合には直ちに中止しなくてはなりません。

ECTはどのように行われるのですか？

ECTは一般に重症の病気の治療に使われますので、ECTを受ける人は多くの場合入院しています。しかし、入院の必要がなければ、外来治療でECTを受けることもできます。地域の施設で外来ECT治療が可能かどうか調

べてみるとよいでしょう。

特別な ECT 機器によって、注意深く調節された方法で脳に電流を通すことにより、けいれん発作が引き起こされます。

麻酔薬と筋弛緩薬は次の目的で使われます。
・ECT 施術中、意識がないようにします。
・通常は、筋肉のけいれんは発作の一部として起こり、重大な怪我につながる可能性があります。筋弛緩薬により、筋肉のけいれんは腕、脚および体の小さい規則的な動きに弱められます。

ECT チームは通電量を調整して、20 〜 50 秒の長さの発作を引き起こすようにします。

ECT 施術前にすることはありますか？

全身麻酔をかけても安全なことを確認するために、ECT が行われる前に次の検査が行われます。
・胸部 X 線
・心電図
・血液検査

ECT を受ける 6 時間前から、飲食しないように指示されます。これは、麻酔を安全に行うためです。

ECT はどこで行われるのですか？

ECT は通常、「ECT スイート（専門室）」と呼ばれる、

ECTのためだけに使われる特別な施設で行われます。待機、施術、麻酔からの覚醒、帰宅できるまでの回復と、それぞれの段階に合わせた別々の部屋が用意されています。

　訓練されたスタッフが十分に配置され、すべての段階で、ECTを受ける人の混乱や苦痛を和らげる手助けをします。

ECTの間に何が起きるのですか？

・本人が以前から顔見知りで、ECTについて説明できる経験豊富な看護師と一緒にECT専門室に入ります。ECT専門室の多くは、家族も一緒に入れます。もしそれで安心できるなら、地域の精神保健チームに家族が付き添えるかどうか聞いてみるとよいでしょう。もしまだ健康状態のチェックを受けていない場合は、ECTスタッフがチェックを行います。スタッフはあなたがまだECTを受けることを望んでいて、何か質問があるかどうか確認します。
・用意ができると治療室に案内され、治療ベッドに横になります。
・ECTチームはあなたに、心拍数、血圧、酸素レベル、心電図、発作中の脳波をモニターする機器を装着します。
・次に腕に注射針が刺され、麻酔科医が麻酔薬を注射します。あなたが眠ってから筋弛緩薬が投入されます。あなたが意識を失くして眠っている間、麻酔医は酸素吸入も行います。

- あなたが眠って十分にリラックスしたら、医師はECT治療を施します。けいれん発作は約20秒から50秒続きます。筋弛緩薬はすぐ（数分以内）に効かなくなります。麻酔医があなたの意識が回復しつつあると判断したら、あなたは回復室に運ばれ、熟練した看護師が完全に目覚めるまであなたの様子を観察します。
- 目覚めた時、あなたは看護師と一緒に回復室にいます。看護師はあなたの血圧を測り、どの程度目覚めているか確認するため、簡単な質問をします。指には小さなモニター機器がつけられていて、血液中の酸素を計測しています。目覚めた時は酸素マスクをしていることもあります。おそらく目覚めるにはいくらか時間がかかり、最初はどこにいるかはっきりとはわからないかもしれません。少し気分が悪い場合もあります。大体30分ほどでこれらの影響はなくなります。
- たいていのECT施設には、軽食を取るための部屋があります。スタッフがあなたの状態が安定していると判断し、自分でももう大丈夫だと感じたなら、帰宅してかまいません。
- 全部の過程が終わるまでに通常30分ほどかかります。

両側性ECT、片側性ECTとは？

両側性ECTの場合、電流は脳全体を横断して流されます。片側性ECTでは、電流は脳の片側だけに流されます。

両方とも脳全体の発作を誘発します。

両側性 ECT のほうがより速く、良く効くようであり、おそらく英国ではもっとも広く使われています。しかし、副作用がより多く見られるという心配があります。

片側性 ECT は今ではあまり使われません。両側性 ECT に比べると記憶障害の副作用が少ないと考えられていたこともありました。しかし、最近の研究で、両側性 ECT と同様の効果を得るにはより強い電流が必要だということがわかりました。同等の効果を得るために電流量を多くすれば、記憶障害の副作用の危険も両側性 ECT と同等になります。

場合によっては両側性 ECT で治療が開始され、副作用が現れた場合に片側性 ECT に変更されることがあります。あるいは、片側性 ECT で治療を開始し、良くならない場合は両側性 ECT に変更する場合もあります。

両側性 ECT、片側性 ECT のどちらがあなたに適しているかを決めるには、ECT を勧めている医師と相談するのがよいでしょう。

ECT はどのくらいの頻度で何回ぐらい行われるのですか？

多くの施設では ECT は週 2 回、たいていは月曜と木曜、または火曜と金曜に行われます。その人にとって何回の ECT が必要かをあらかじめ予想することはできません。しかし、一般的に、何らかの変化が見られるまでに 2〜3

回の治療が必要で、目立った改善が見られるまでには4～5回の治療が必要でしょう。

1回のコースは平均6～8回の治療ですが、特にうつ病が長引いている場合には12回必要となることもあります。もし12回の治療を受けた後でも良くなっていなければECTは効かないと思われ、コースは通常中止されます。あなたが治療にどのように反応しているのか、深刻な副作用が生じていないか確認するため、精神保健医療チームのスタッフが、毎回の治療が終わるたびにあなたを診察します。あなたを担当する精神科専門医は、2回の治療ごとに診察します。回復が見られた時、あるいはあなたがもうECTを受けたくないと言った時は、直ちにECTは中止されます。

ECTのコースを終了するとどうなりますか？

たとえ有効であるとしても、ECTはうつ病からの回復の一部分に過ぎません。抗うつ薬と同様、ECTは症状を軽くするので、あなたはなぜ自分の具合が悪くなったか見つめることができるようになります。願わくば、あなたは回復を続けるための段階を少しずつ踏んでいき、このような状況が二度と起こらないような方法を見つけられるようになるでしょう。心理療法やカウンセリングにより、回復のために自分自身でできることを見つけられる人が大勢います。ECTを受けてその後他の方法による援助を受けなかった

人たちは、再び急に悪くなることが多いのは確かです。

ECT をめぐる論争

ECT に対する反対は多くの領域で見られます。果たして ECT を行うべきかという論争もあります。人々は ECT に対して非常に強い思い入れがあることが多く、それは往々にして自身の経験に基づいています。意見の不一致が見られるのは、主として ECT の有効性、作用機序と副作用についてです。

なぜ ECT はいまだに行われているのですか？

ECT が使われることは以前よりかなり少なくなり、重症のうつ病の治療のために用いられることがほとんどです。これは間違いなく、より近代化されたうつ病の治療法が以前よりも高い効果を挙げているためでしょう。心理療法（対話療法）、抗うつ薬やその他の心理的治療、社会的支援といったものが含まれます。

そうはいっても、うつ病は一部の人々にとっては依然として非常に深刻で、生命を脅かす病気です。極端な引きこもり、飲食や他者との適切なやりとりに気が進まなかったり、まったくできなくなったりします。時には自分自身や他者についての奇妙な考え（妄想）が生じます。もし他の治療が効かなかった場合は、ECT を考慮するのは意義があることです。

当事者(患者さん)は ECT についてどう考えているのでしょうか?

2003 年に、研究者たちによって患者さんの ECT 経験についてこれまで行われた研究の再検討が行われました。ECT を受けてそれが役に立ったと感じている人の割合は、30~80％と幅がありました。研究者たちは、低い満足度を報告している調査は当事者・患者によって行われており、高いものは医師主導の傾向があったと解説しています。30~50％の人が記憶障害を訴えていました。

ECT に対し肯定的な人の意見は?

多くの医師や看護師が、他の治療がうまくいかなかった時、ECT が非常に重症のうつ病の症状を軽快させたのを見たことがあると言うでしょう。重症うつ病を持つ人の 15％が自殺することを考慮すると、医療者から見れば ECT は彼らの命を救ったことになり、全体的な利益はリスクを上回っていると言えます。ECT を受けた人の中にはこれに同感し、もし再びうつ病にかかった時は ECT を受けることを希望する人もいます。

ECT に反対の人の意見は?

ECT に反対する人は、多くの異なった見方、理由を持っています。ECT は非人道的で品位をおとしめる処置であり、過去のものであると言う人もいます。副作用が深

刻であり、精神科医は偶然にせよ意図的にせよ、副作用がいかにひどいかを見落としているという意見もあります。ECTは脳と心に永久に残るダメージを与え、たとえ効いたとしても、究極的には本人にとって害になる仕方で効いていると言う人もいます。多くの人がECTが禁止されるよう望んでいます。

他の国ではどうですか？

今のところ、英国ならびに世界中の大多数の国において、ECTは精神科における標準的な治療の一部です。一部の国（および米国の一部の州）では、その使用を英国よりも厳しく制限していますが、禁止されているのは少数の国だけです。

地域でECTが適切に行われているかどうか知るには？

王立精神科医学会は、ECT治療施設の質を独立して評価するため、ECT認定サービス（ECT Accereditation Service; ECTAS）を立ち上げました。ECTASはECTにきわめて高い標準を設定し、登録したECT施設すべてを訪問して評価します。精神科医、麻酔科医、看護師から成るチームで訪問評価に当たり、評価の結果は公表されます。また、良質の医療実践（ベストクリニカルプラクティス）を共有するための討論の場を提供しています。ECTASへの登録は義務ではありませんが、どのECT施設も次のこ

とをあなたに伝えなければなりません。
- ECTASへの登録の有無
- 最新の評価結果
- 地域の施設がまだ評価を受けていないのが心配な場合の相談窓口

認定施設の一覧は、王立精神科医学会のホームページでご覧になれます。

どこでさらに情報を得ることができますか？

多くのECT専門施設では、独自の情報パックを用意していますし、治療コースが開始される前には、本人や家族、介護者に書面で情報提供しています。これらの情報パックに載っている情報はたいてい、ECTを強く支持するものです。

インターネット上には多くのウェブサイトがあり、専門家、団体、ECT体験者や他の特定の主張を持つ人たちがECTについて論じています。肯定的なものよりは否定的なウェブサイトのほうが多いようです。

さらなる情報

国立健康および臨床卓越性研究所（The National Institute of Health and Clinical Excellence; NICE）による治療指針 電気けいれん療法（ECT）：うつ病、統合失調症、緊張病および躁病におけるECTの臨床有効性と費用効率（TA59

2003)
うつ病:成人におけるうつ病の治療と管理(CG 90 2009)

Scottish ECT Accreditation Network(SEAN)
　SEAN の役割を補完するために企画されたサイトで、スコットランドにおける ECT の最新情報を交換できる場を提供しています。

Electroconvulsive Therapy Accreditation Services(ECTAS)
　2003 年 5 月に設立されました。ECT 施術の質の保証と向上を目的とし、基本的な標準に達している医療施設に対し評価認定を与えます。

For a catalogue of public education materials or copies of our leaflets contact:

Leaflets Department
The Royal College of Psychiatrists
17 Belgrave Square
London SW1X 8PG
Telephone: 020 7235 2351 x 6259
Charity registration number 228636

ECT は、脳科学的な根拠の元に行われているのでしょうか。
　電気けいれん療法は、経皮的に頭部に通電を行い脳に人工

的なけいれんを誘発することで治療効果を得る精神神経疾患に用いられる治療法で、特に重症うつ病、薬物治療抵抗性ないし重症躁病、またはカタトニア（緊張病）に高い治療効果を持ちます。ECT手技は従来型ECTから修正型ECTへ、さらにはサイン波治療器を用いたECTからパルス波治療器を用いたECTへと発展してきており、その安全性は向上しているものの、現在もその作用機序が未解明であることやわが国でのECT手技の標準化がまだ十分でないことなどの課題があり、作用機序に関する研究や精神科関連学会を中心としたECTの標準化がすすめられています。標準化が不十分なため、効果判定が論理性に乏しく、脳内電位が数μV（マイクロボルト）であるのに対して、ECTは、100V~140Vの通電が行われているという現実的な差に対してのしかるべき説明が為されていない所の問題性も明らかにはされていません（死刑に使われる電圧は、200～400Vと言われる）。

　さらには、ECT療法時、癲癇の大発作を誘発させる技法があるが、この癲癇発作によって、このECTの効果を合理的・科学的に説明する作業はなされていません。通常の脳内電子の数千倍の電子を流すECTは、むしろ脳科学的には不合理とさえ言われています。通常の電子工学から見るに、一度のECTにより通電される電圧・電流の程度は、脳細胞を推定でもどれだけ破壊するかが明らかになっていないのです。言い換えれば、一度の癲癇発作により、発作焦点より脳全域に至る脳細胞の破壊は、更に数カ所の焦点を作り上げるくら

いであり、時には推測困難なくらいの脳機能の低下を招来すると言われているのです。

よって、ECT は脳科学的なしかるべき根拠の下に行われているわけではなく、あるいはしかるべき人数のしかるべき共通性のある患者についてしかるべき原則のもとに科学的に行われたわけではなく、全くの経験則であり、しかも期待値を設定した上で行われているということが判明しました。

本来、治療法は弊害の軽微あるいは全くない、有効性を持っていると証明された時のみ認可されるものであります。薬剤で例えるのが、最も明らかな方法であろうと考えられます。

薬剤の治験の間に、「全健忘が認められた」という副作用があった場合、まずは、治療法としては不適格となるでしょう。それにもかかわらず、ECT の場合は往々にして「治療後、全健忘がみられたが、大した問題ではないと認定された」と記される研究が堂々と専門誌に収載されるというのは全く理解不能です[31]。

可逆的健忘であろうが、大きな副作用となるはずですが、現実的には不可逆的な全健忘となれば、これが薬剤であれば「毒物」と判断されるでしょう。それでも ECT を推奨する医師がいるという現実をみるならば、「医師―患者」関係の中には、明らかな患者蔑視があると断定できます。もし ECT が統合失調症に限りなく限定される治療法であるとされるなら、これを取り入れる人たちには、統合失調症に限定

した症候学的診断のもとに行うことになりましょう。何故なら、精神病理学的診断からは到底「電気治療としてのECT」など、閃きとしてさえ出てこないと断定できるからです。精神病理学的診断とは、生きた患者と対峙して、生きた生活史を共有する中で行われていきます。言い換えるなら、診断に至る病理学そのものが有機的に述べられていきます。ここで、有機体である治療者が、有機体である患者に差し出されるのが、有機体としての言葉であり、有機体としての薬剤でなければならないであろうし、決して無機質な化学物質であってはならないのです。有機体である医師が、有機体である患者に、有機体としての薬剤が手渡された時のみ、有機体と有機体とがともに現存在すると言えるのであり、これこそが、治療の始まりと言えるのです。

　再び力を得た「医師―患者」は、生活史の中に病理性を求めるようになるでしょう。このような「医師―患者」の時空間的流れの中に病理性が明らかになっていくのです。この時、空間の流れの中では医師、患者とも、固い絆で結ばれるのでしょう。この絆の中でのみ病理性が明らかになっていくと思われます。それゆえ、この絆を維持するには、医師―患者とも、著しいエネルギーが必要となることは言うまでもありません。これが、精神病理学でいうところの「現存在分析」となり、「医師―患者」が固く結ばれ、病理性の根源を駆逐する方向に進むと考えられます。

　これに対して、認知行動療法では次のように説明されてい

ます。

認知行動療法では

(国立精神・神経医療研究センター　認知行動療法センターより)

認知行動療法

　認知療法・認知行動療法は、認知に働きかけて気持ちを楽にする精神療法（心理療法）の一種です。認知は、ものの受け取り方や考え方という意味です。ストレスを感じると私たちは悲観的に考えがちになって、問題を解決できない心の状態に追い込まれていきますが、認知療法では、そうした考え方のバランスを取って、ストレスに上手に対応できる心の状態をつくっていきます。

　私たちは、自分が置かれている状況を絶えず主観的に判断し続けています。これは、通常は適応的に行われているのですが、強いストレスを受けている時やうつ状態に陥っている時など、特別な状況下ではそうした認知に歪みが生じてきます。その結果、抑うつ感や不安感が強まり、非適応的な行動が強まり、さらに認知の歪みが引き起こされるよう

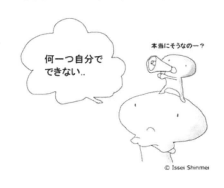

になります。悲観的になりすぎず、かといって楽観的にもなりすぎず、地に足のついた現実的でしなやかな考え方をして、いま現在の問題に対処していけるように手助けします。

認知療法・認知行動療法は、欧米ではうつ病や不安障害（パニック障害、社交不安障害、心的外傷後ストレス障害、強迫性障害など）、不眠症、摂食障害、統合失調症などの多くの精神疾患に効果があることが実証されて、広く使われるようになってきました。

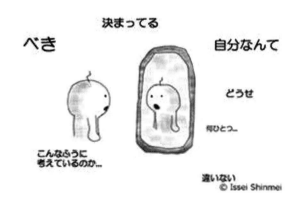

認知行動療法では、自動思考と呼ばれる、気持ちが大きく動揺したりつらくなったりした時に患者の頭に浮かんでいた考えに目を向けて、それがどの程度、現実と食い違っているかを検証し、思考のバランスをとっていきます。それによって問題解決を助けていくのですが、こうした作業

が効果を上げるためには、面接場面はもちろん、ホームワークを用いて日常生活の中で行うことが不可欠です。

　次に、認知療法・認知行動療法の具体的な方法を簡単に紹介します。その時に、温かく良好な治療関係を大切にして、力を合わせて現実に目を向けて、考えを切り替えたり問題を解決したりすることが大事だということは言うまでもありません。

(1) 患者さんを1人の人間として理解し、その人の悩みや問題点、強みや長所を洗い出して治療方針を立て、それを患者さんと共有して力を合わせながら面接を進めていきます。
(2) 行動的技法を使って生活のリズムをつけていきます。毎日の生活を振り返って無理のない形で、(a) 日常的に行う決まった活動、(b) 優先的に行う必要のある活動、(c) 楽しめる活動ややりがいのある活動を、優先順位をつけて行っていく行動活性化という方法があります。とくに、楽しめる活動ややりがいのある活動を増やしていくことは効果的です。また、一定の身体活動や運動を用いて自信やコントロール感覚

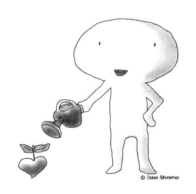

を取りもどし、他の人との関わり体験を持てるようにしていったり、問題解決技法を使って症状に影響していると考えられる問題を解決していき、適応力を高めていくようにします。

(3) 自動思考に焦点をあてて、その根拠と反証を検証することによって認知の偏りを修正します。この時に、書籍やウェブを使うこともできます。

(4) 治療終結に進みます。詳細な面接の流れは、厚生労働省ホームページの「こころの健康」(http://www.mhlw.go.jp/bunya/shougaihoken/kokoro/)を参照してください。また、治療ではありませんが、技法の練習には認知療法活用サイト(ウェブ、モバイルともに http://cbtjp.net)も役に立ちます。

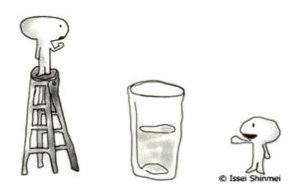

このような定型的な認知療法・認知行動療法の他に、1人の方に使用する人や時間を効率的に少なくしながら効果

が得られる簡易型の認知行動療法が開発され、地域や職域の精神保健や福祉、法律や教育の各分野で活用されるようになってきています。そこで使われる方法としては次のようなものがあります。

　①当事者や仲間がお互いに支え合うサポートグループ・プログラム
　②短時間で相談に乗る相談センターや電話相談
　③認知療法・認知行動療法の原則に準拠した資料に基づく個人のセルフヘルプ
　④行動活性化（やりがいのある行動や気持ちが楽になる行動を増やす）
　⑤運動療法
　⑥問題解決技法
　⑦コンピュータ支援型認知行動療法

ここで、この認知行動療法を基にして、統合失調症との付き合いを考えることにいたしましょう。

　先ず、認知行動療法（Cognitive Behavior Therapy: CBTp）[32]についての基本的共通性について明らかにしておく必要があります。
　①協調的実証主義の重視
　②認知と行動の適応性・柔軟性の向上、対処法の学習・強化
　③詳細なアセスメントと個別フォーミュレーション

④ノーマライゼーション
　⑤再発予防
これら5つです。

〈認知行動療法の概略〉

　認知療法・認知行動療法（以下、認知行動療法と記す）はわが国でも平成22年から診療報酬化された精神療法です。平成24年5月の時点での適用はうつ病に限定されていますが、欧米での動向を考えると将来はわが国でも適用が大きく広がると考えられています。

　気分障害や不安障害に対する治療開始時点では、比較的気づきが容易な認知（意識に上るレベルの思考、記憶、知覚）と観察・検証可能な行動に注目します。また、日常的に経験される心理社会的問題に着目し、現実的な方法で少しずつ問題解決を目指します。したがって、認知・行動を中心とする総合アセスメントと当事者によるセルフ・モニタリングが全ての技法の基礎となります。加えて、診療室内で観察される変化以上に、治療セッションで提示される技法を当事者が日常生活場面でいかに適応するかが重視されます。治療者の態度としては、当事者と対等の立場で問題とその解決法の仮説を立て、様々な方法でそれを検証することが求められます。この臨床態度は「協働的実証主義」と呼ばれています。認知行動療法の最終的な目標は、上記の作業を通じて、当事者が自らの心理社会的問題を理解し、問題の発生を予測したり重

篤化を予防したりするセルフ・セラピストになることだとされています[33]。

　しかし、認知行動療法なる思考過程は「健常実践主義」として位置づけられ、決して統合失調症の中核に近づくことは困難です。何故なら、統合失調症の中核群は「何も求めていないことをして、初めて中核と言える」からです。この出発点より、認知行動療法は統合失調症と対峙するにあたって全く無力であり、無作法であると言えます。また、認知行動療法の製作者の1人 Beck, A.T. が、妄想に対して応用した例を1950年代に報告しています[34]。認知行動療法をして、統合失調症への対峙を試みる研究報告が稀ならず見られるということです。しかし、統合失調症に対するにあたり、妄想を見ることは必ずしも必要十分条件ではなく、稀に軽症群に認められることがあるという現象です。これこそ、一級症状ではあっても、必要十分な存在ではないということになります。

　精神病理学から見た統合失調症は、その根源的な存在よりその病理と対峙するものです。決して、病理から出た症候との対峙を対峙というのではないのです。統合失調症と向き合うというのは、その存在と向き合うことであり、認知行動療法のように病理性より吹き出した膿と対峙を試みるのでは決してありません。

　よって、認知行動療法によって行われる治療なる手技は、あくまで、手技の範疇から出ることのない技法であり、その病理の現存在を問う精神病理とは天と地ほどの違いがあると

考えられます。

　認知行動療法では「我病まずして、我を見る」「君、病みて、病みし君を認知すべし」とまとめられるのではないでしょうか。

　認知行動療法の利点でもあり問題点でもあるところが、ここに明らかになっているのではないかと思われます。即ち、治療者の悩むところは皆無でしょう。これに対して、病めるだけ病んで、更なるエネルギーを駆使して、病の元であるかどうかも不明な対象となるエヴィデンス、これを認知するのが認知行動療法であると言えるでしょう。

　こうした意味ではどうしても治療者優位であり、病める人は病む以上に認知する努力と病んできたエネルギー疲労から解放されないままの時間が続くのではないでしょうか。認知する努力に伴い、病の現存在とも戦う必要があります。Boss, M. などの言う現存在分析のように「来談者と治療者が共にエネルギーを出し合って病理の終結を求める」治療法とは、かなり来談者の側のエネルギー消費が多いように思えます。「そこはそこで、よし！」とされるのが、認知行動療法の基本であると受け止められるのです。

精神病理学的治療論より統合失調症の治療を試みると
　精神病理学における治療とは、必ずしも治癒や寛解を求めるものではありません。しかしながら、あるがままを推し進めるわけでもないのです。

現存在分析に限らず治療者は、ありのままに存在する対象を可能な限りの視界で受け止めます。即ち、スポットライトに照らされた一人の生ける存在を限りなく見られるところに自己を置き、見えるもの、見えること、見える音、全てに耳を傾けるのです。

　それには、可能な限りの生活史を聞くところに精神を集中することになります。何故なら、来談者の「今在る存在と病理」は、確実にこれまでの生活史の中に発していることになるからです[10]。言い換えれば、今日の病理は、これまでの生活史における刻々と変わる時間と自己の存在の病理に発していることになるのです。長時間前より発し、長期に渡る病理性の連続と積み重ねにより、病理性そのものが明らかになっていきます。これまでは病理の結果の連続しか見られなかった個ではあったのですが、精神病理学的治療法、即ち生活史への掘り下げにより、病理性の始まり、あるいは始まりの前が明らかに表現され、病理そのものが明らかになってくるのです。小川の流れのように静かな流水が川底の変化により揺れたり静まったり、時には水しぶきをあげたりしていくかのようです。これが病理の始まりいうことになります。病理と言っても、必ずしも苦痛を体験しているわけではなく、周囲との違和感、馴染めない感情、疎外感という場合もありえます。

　言い換えれば、この時の「何か馴染めない」「何かしっくりこない」、あるいは、あたかも歯車が合わない車のような

体験、「ピンとこない」「自己の中の体験としては捉えられない」ような体験の記憶が、発病後の離人感、あるいはブランケンブルグの言う「自明性の喪失」であったり、木村氏の「個別化の失敗」として記憶されていたり、「生と死の狭間」「発病か死」の間の往復として体験され、記憶されているかもしれません。

　このような体験こそが、統合失調症の病理の原点あるいは始まりと考えられるのです。ここで、統合失調症の場合、病理性の発現が極めて不明瞭となり、その不明瞭さは、発病に至るまで不明瞭であるということでしょう。この不明瞭な現実が、明瞭な「発病」としての存在となった時、統合失調症の辺縁群となります。しかしながら、この不明瞭が不明瞭のままで発病が感じられた場合、あるいはブランケンブルグの自明性の喪失として感じられる場合、木村氏の個別化の失敗として感じられた場合、これが中核群の統合失調症として体験されることが明らかになってきています。

　ちなみに、このような捉え方、感じ方、感じる感覚などを「認知する」と総称し、この認知の元に行動を決定することを「行動学」と言うようです。感じるということと認知するということを思弁的に分離しているように見えてならないのですが、今日に至るまでこれを明らかにする報告、文献は見当たらないようです。

　それゆえ、精神病理学は、病理の始まりを求めつつも、現存在を見るところに病理学的検索を行うと言うことになりま

す。

　病理の始まりといっても、運動会のように一斉に走り出すとは限りません。病理性の出来上がるべく核を中心として、数限りない人たちが全く異なった距離を保ち、群がるわけでもなく離れすぎることもない、親しくもあり親しくもなしという距離での接近を保って、これを維持するのです。

　このような状況に発した今日が、病理性の出来上がりの時空間の流れと捉えられます。しかし、病理性の出来上がりが統合失調症の発症ということにはなりません。この出来上がりというのは、あくまで病理の中核の出来上がりと言えるでしょう。

　通常、1人の人間Aが存在する時、この人には0cm～500cmの距離から接近する人がいると考えられます。この人たちには、全く距離を保って縮めることのない人から、0cmという接近したままの人まで、あらゆる間を持ち合わせている人たちの存在が推測されます。各々の人たちは、その1人の人との間を何とかして自分の間に取り込もうと試みるでしょう。この試みが「間を取る」「自分の間にする」と表されるように、人と人との間を獲得することにより、間への関与を主張するのです。この主張により、Aは間の存在を獲得していくことになります。

　しかし、Aが何らかの問題を抱えており、人と人との間を感覚的に測定し、これを感覚的に認識できないとしましょう。そのような人には、自己と他者の違いを判読することが

できません。さらに、自己と他者の心的距離の遠い近いを判断できず、自己と他の世界との関係を認識できません。自分と全ての他者との間、距離を判読できないのです。感じることもできないのです。自分の脳で考えていることと、他人が脳内で考えたり感じたりすることの違いを確信することができません。そして、自分という存在を確信できません。

　さらに、自分の命の実感と他人の命の実感に違いを見つけることができません。自分の感じている不安でありながらも、他人の感じている不安との違いを感じることができません。また、自分の母の自分への愛情を実感することができません。愛情はむしろ自分を悲しませる虐めとして感じることもあります。そして、Aは自分がAであることを実感できないのです。Aというのは、決して他人がつけた名前ではなく「自分」ということです。最後にAは、生きているという実感に極めて乏しいのです。

　大雑把ではありますが、このような症状が統合失調症と呼ばれるものです。即ち、精神病理学的治療的接近というのは、先ずは、これらの特徴を持っている人であり、これらの特徴は、誰もが成長過程において体験していることであることを十分に受け止めなければならないということになります。

　更に、今日、依然として明らかになってはいない「生か病」の人生選択、即ち「生きるという人生を選択するか、あるいは、統合失調症という人生の病を選択するか」ということになります。

このことは、クルトシュナイダーの一級症状の存在を受容するのとは、基本的に異なることは言うまでもありません。先に記したことは、統合失調症の基本的人格を受け止めることであり、クルトシュナイダーの症状論を他人に当てはめて、これを認めるのとは、根本的に異なります。

　ここまでの説明で、これまでの疾病としての統合失調症と、ここに証した「病理学的流れの中の人格としての統合失調症」は明らかに異なります。疾病と人格の異なりという範疇そのものの異なりであり、存在そのものの異なりであるということが理解いただけたと思います。もちろん、ここで言う人格としての統合失調症というのは「人格とは、長期に渡り作り上げられる存在である」ということを、是非とも念頭に入れて理解されたく思う次第です。当然ながら"境界型人格障害"なる範疇とは全く異なり、存在そのものが異なるということも理解いただきたいと思う次第です。

　ここで気の短い人たちは「疾病を治療するのは、理解するに容易ではあるが、疾病ではなく、その存在を治療するというのは、いささか矛盾があるのではないか」という疑問を持たれると思います。

　人間の人格が出来上がるまでには、数十年を要すると考えられています。その中でも、最も早く出来上がる臓器である肝臓であっても20年近くの時間をかけて完成すると言われます。

　秋葉原事件の犯人は、「誰でも良いから殺したかった」と、

実に、軽々白白な言葉を吐いたということを新聞で読みました。恐らく、多分、確実に、この犯人は、あたかもインスタント食品のごとく3分程度で作り上げられた人格であったのでしょう。このように安直に作られた人格であっても「平等」に裁判を受け、平等な判決判断のもとに判決を死刑を受けるなり、長期の刑期を受けるのでしょう。しかも、平等のもとというのは、あくまで了解可能の範囲内であって、10人の裁判官と裁判員が1人でも疑問を挟めば、最低でも半年の精神科専門医の精神鑑定を受けることになります。それゆえ、判決が出るまでの期間は、動機の明らかに了解できる場合と異なり、年単位で長期化していくのが通例です。

　これと似た判例にオウム真理教裁判があります。ほとんどの主犯格が死刑判決を受けているにもかかわらず、執行されるまでに長い年月を要しました。ちなみに私は死刑賛成論者でもなく、反対論者でもありません。

　論点をもとに戻します。私は統合失調症を長期に渡る周囲の人たちとの間の「病気」あるいは人格の「病み」と考えていますが、このような表現に抵抗を感じられる人も多いと思います。統合失調症は長期に渡る「人と人との間」をうまく維持できない人の生き方であり、病と断言するには短兵急かもしれません。

　もちろん、schizophrenia（Schizophrenie）あるいは、統合失調症を症候学的に診断される向きには、特定の症状を備えた人たちは全て統合失調症と診断されるのでしょう。しかし、精

神医学の歴史の中で同様の症状を伴う「非定型精神病（atypische Psychose）」「非定型精神病像（atypische Psychosenbild）」を呈する疾患は、明らかに統合失調症とは異なるということがわかっているのです。鳩谷龍氏はしかるべき定義を制定した上で非定型精神病をしかるべき病像として提案しており、独立した病像として受け止められています。

〈非定型精神病には以下の特徴があるとされる〉[51]
1. 発症が急性。
2. 予後は比較的良いが、再発の傾向があり、周期性の経過を辿る。
3. 病像は多彩で、情動性障害、精神運動性障害あるいは意識変容を基本症状とし、活発な幻覚妄想体験を伴った錯乱ないし夢幻様状態を呈する。

    情動性や精神運動性の障害には相性の特徴があり、「躁 - うつ」、「恍惚 - 苦悶」「興奮 - 混迷」、といった両極間での変動がみられる。
4. 病前性格は現実指向性で、几帳面、熱中型、他者配慮性。
5. 遺伝負因を持つものが多い。
6. 初発や再発では、誘引を契機とすることが多い。

DSM-IV や ICD-10 には非定型精神病に該当する分類はない。これと類似する病態に Schizoaffective disorder がある。

全く異なった次元の論理ですが、日常診療において稀なら

ずみられる病像です。身近では、アルコール依存症のアルコールが切れた時などは、往々にして、このような症状が見受けられます。あるいは、元気で走り回っていた人が、交通事故で突然、絶対安静を強いられた時には、感覚遮断現象（sensory deprivation）が起きて、幻覚・妄想体験から始まり、時には全く無意識に乱暴を働くこともあります。ほとんどの場合、病期のことについては全健忘となることが比較的多いようです。

　治療には、病期が短いことにより、ほとんどの場合、薬物療法で寛解に至ることが多いとされます。それゆえ、短期で服薬を中止するケースも多くなり、同時に再発率が高くなる傾向にあります。それゆえ、余程慎重に定期服薬を勧め、断薬に進む時は、寧ろ長期に渡る観察と減薬の試みを繰り返して行うことが必要となるでしょう。

〈精神医学の基礎としての精神病理学〉

　精神の病である精神病を然るべき深さまで研究するためには、あるいは精神病を知るには、精神病理学を知る必要があることを繰り返して述べてきました。

　医学には歴史的に、身体疾患という目に見える病態を見る病理学（形態学）と、精神疾患という目に見えない病態を見る（識る）精神病理学があることを述べてきました。

　身体疾患という目に見える疾患を見るには、どうしても対象である患者が死亡した後の病理解剖によってマクロからミ

クロまで詳細に検討されます。これに対して、精神疾患という目に見えない疾患を知るには、生きた対象である患者を目の前にして、その生活史を詳細に聴き取り、そのままを記録する現象学的記載を行い、これを繰り返し検討することにより疾患の詳細を知ることになります。即ち、疾患の病理を知ることになります。

　精神疾患の病理を知ることを繰り返し行うにつれ、たった今、目の前にしている患者の現存在をも知ることになります。現在を知るにはどうしても過去に遡る必要があり、過去から現在を経て先の世界をどのように受け止めているかを知ることが重要になります。

　過去の世界は、どれほど多くの事柄をやり直したいと思ったとしても、取り返しのつかない、言わば未済性の世界となります。この如何ともしがたい未済性としての過去によって今日が作られますが、その今日という時間も一瞬のうちに過ぎ去り、未済性となります。また未来からやってくる限りない世界も同様に、一瞬のうちに過去となっていきます。まさしく、Heidegger, M. が定義した、「人間とは生ける秩序（Lebens-ordnung）であり、これが危機的な事態に陥った時をクライシス（Lebens-ordnungs-Kriese)」ということになります。つまり、生物体というのは、然るべき秩序のもとに生きることが可能であり、この秩序が崩壊した時に危機（クライシス）即ち病いに見舞われるということなります。

この病の中でも、「時・空・間」を彷徨う精神の疾患が、統合失調症と命名されたのです。精神病理学的あるいは哲学的に統合失調症という疾患を定義すると、このようになります。統合失調症とは、このように実に容易に理解できる疾患と言えます。言い換えれば、人間はスポットライトを浴びれば全体像がクリアーになり、誰が見ても全てが明白になります。それは、いつの時間であっても同じようにクリアーに見えます。近くに寄れば明らかに明確になり、遠ざかれば明白さは減少します。これが現存在となります。これを以って、統合失調症を精神病理学的に解明していくことが可能となっていきます。

　このようにして精神病理学的に解明することこそ、人の心の真実を理解し受け止めることが可能となる方法と考えられます。

　私は精神病理学者ではありませんし、その信者でもありませんが、この精神病理学という化け物のような存在を打ち消す手段、あるいは乗り越える精神医学があれば、是非ともお教え願いたいのです。

　しかしながら、今日に至るまでこのお願いに応えていただいたことは一度もありません。著者の稚拙な精神病理学への理解に対してさえ、ご意見をいただけないのが残念でたまりません。

　是非、統合失調症を理解すべく、新たな境地をお知らせ願いたく存じ上げる次第です。

終わりにあたり、恩師木村敏教授の並々ならぬご指導には、筆舌に尽くし難い感謝の意を評する次第でございます。木村敏教授の更なるご健勝をお祈り申し上げます。

著者

平成 30 年 3 月 21 日

文献:

1） 岩舘敏晴ほか「精神経誌 98（4）」239-244, 199
2） 佐藤光源「精神経誌 102（7）」589-615, 2000
3） 高木俊介「精神神経誌〈なぜ病名変更なのか〉」
4） 日本精神神経学会（監訳）「米国精神医学会治療ガイドライン―精神分裂病（責任訳者 佐藤光源）」医学書院（1999）
5） 定塚甫『凍てつく閉鎖病棟』社会批評社
6） 定塚甫『外科医は内科医に、内科医は外科医に学び、研修医は謙虚に習う―患者さん中心の総合診療をめざして』批評社
7） Jozuka, H; Let's enjoy sex with Brain Science, Rosedog Books, 2017.
8） Medard Boss: 精神分析と現存在分析論（日本語）Hardcover – July, 1962
9） 河村次郎：現存在分析と生物学的精神医学、化学基礎論研究 25-2。
10） Heidegger, M.：『存在と時間 :Sein und Zeit』,1927
11） Schneider, K. Clinical Psychopathology. New York: Grune and Stratton. 1959.
12） Bertelsen A. Schizophrenia and related disorders: experience with current diagnostic systems. Psychopathology. 2002 Mar-Jun;35（2-3）:89-93.
13） ウィルヘルム・グリージンガーの単一精神病論とエミール・クレペリンの精神医学教科書：1。

14）Rissmiller, D. J.; Rissmiller, J.（2006）. Psychiatric Services 57（12）: 1809–1810.
15）Cooper JE, Kendell RE, Gurland BJ, Sartorius N, Farkas T（April 1969）."Cross-national study of diagnosis of the mental disorders:some results from the first comparative investigation". The American Journal of Psychiatry 10 Suppl: 21–9. PMID
16）Speigel, A.（2005）The Dictionary of Disorder:How one man revolutionized of 2005-01-03.
17）Cooper JE, Kendell RE, Gurland BJ, Sartorius N, Farkas T（April 1969）. "Cross-national study of diagnosis of the mental disorders:some results from the first comparative investigation". The American Journal of Psychiatry 10 Suppl: 21–9. PMID 5774702.
18）Hatotani,N（1996）. "The concept of 'atypical psychoses': special reference to its development in Japan". Psychiatry Clin Neurosci50: 1-10.
19）カール・ヤスパース（著）、西丸 四方（翻訳）『精神病理学原論』（日本語）June 11, 1971
20）ヴォルフガング・ブランケンブルグ（木村敏・岡本進・島弘嗣：訳）『自明性の喪失・分裂病の現象学』紀伊国屋書店
21）木村敏『てんかんの精神病理』東大出版会
22）Jozuka, H.: Psychopathology Explains Endocrino-Immunological Responses, Rose-Dog,Books（2017）.
23）木村敏『人と人との間』講談社
24）原田憲一『症状精神病―身体疾患の精神症状』（1978）精神

医学叢書

25) Ebmeier, K. et al (2006) Recent development and current controversies in depression. Lancet, 367,153-167

26) Eranti,S. V. & McLoughlin, D.M (2003) Electroconvulsive therapy - state of the art. the British Journal of Psychiatry 182: 8-9

27) Rose, D., Fleischmann, P., Wykes, T., Leese, M. & Bindman, J. (2003) Patients' perspectives on electroconvulsive therapy: systematic review BMJ 2003;326;1363-1368

28) Scott A.I.F. (2004) The ECT Handbook (Second edition): The Third Report of the Royal College of Psychiatrists' Special Committee on ECT. Royal College of Psychiatrists: London UK ECT Review Group. (2003)

29) Efficacy and safety of electroconvulsive therapy in depressive disorders: a systematic review and meta-analysis. Lancet 361: 799-808

30) Department of Health Statistical survey (2007) Electro Convulsive Therapy: Survey covering the period from January 2002 to March 2002, England. DH: London

31) Translated by Tatsuo Miyauchi, Hisako Akanuma and Dr Nozomi Akanuma. July 2013.© [2013] Royal College of Psychiatrists. This leaflet may be downloaded, printed out, photocopied and distributed free of charge as long as the Royal College of Psychiatrists is properly credited and no profit is gained from its use. Permission to reproduce it in any other way must be obtained from the Head of Publications.

The College does not allow reposting of its leaflets on other sites, but allows them to be linked to directly.

32）石垣琢磨：統合失調症の認知行動療法（CBTp）、「精神神経誌（2013)、111 巻、4 号」

33) Neeman, M. Dryden.W: Cognitive Therapy:100 Key Points & Techniques. Psychology Press. Hove. 2004.

34) Beck, A. T.:Succesful outpatient psychotherapy of a chronic schizophrenia with a delusion based on borrowed guilt. Psychiatry. 42:312-319,1962.N

35）土居健郎（編）『分裂病の精神病理1』東京大学出版会、1972 年。ISBN9784130600439。

36）宮本忠雄（編）『分裂病の精神病理2』東京大学出版会、1974 年。ISBN9784130600590。

37）木村敏（編）『分裂病の精神病理3』東京大学出版会、1974 年。ISBN9784130600637。

38）荻野恒一（編）『分裂病の精神病理4』東京大学出版会、1976 年。ISBN9784130600705。

39）笠原嘉（編）『分裂病の精神病理5』東京大学出版会、1977 年。ISBN9784130600828。

40）安永浩（編）『分裂病の精神病理6』東京大学出版会、1977 年。ISBN9784130610261。

41）湯浅修一（編）『分裂病の精神病理7』東京大学出版会、1978 年。ISBN9784130610339。

42）中井久夫（編）『分裂病の精神病理8』東京大学出版会、1979

年。ISBN9784130610360。
43）川久保芳彦（編）『分裂病の精神病理9』東京大学出版会、1981年。ISBN9784130610896。
44）藤縄昭（編）『分裂病の精神病理10』東京大学出版会、1981年。ISBN9784130610902。
45）吉松和哉（編）『分裂病の精神病理11』東京大学出版会、1982年。ISBN9784130610919。
46）村上靖彦（編）『分裂病の精神病理12』東京大学出版会、1983年。ISBN9784130610926。
47）飯田真（編）『分裂病の精神病理13』東京大学出版会、1984年。ISBN9784130610933。
48）内沼幸雄（編）『分裂病の精神病理14』東京大学出版会、1986年。ISBN9784130610940。
49）高橋俊彦（編）『分裂病の精神病理15』東京大学出版会、1987年。ISBN9784130610957。
50）土居健郎（編）『分裂病の精神病理16』東京大学出版会、1987年。ISBN9784130610964。
51）Hatotani,N（1996）. "The concept of 'atypical psychoses': special reference to its development in Japan". Psychiatry Clin Neurosci50: 1-10.

著者略歴:

定塚 甫（ジョウヅカハジメ）
定塚メンタルクリニック院長・JMC ストレス医学研究所顧問。
1946年11月9日、富山県高岡市生まれ（血液型 B 型）、高岡高校卒後、金沢大学医学部、名古屋市立大学精神医学教室入局、浜松三方ヶ原病院精神科医長、国立豊橋病院精神科医長・県立保育大学講師、電電公社名古屋中央健康管理所精神科部長（NTT 名古屋中央健康管理所）、郵政官房優秀論文賞受賞、心療センター矢作川病院副院長。カリフォルニアーアーヴァイン校客員講師。
専門は精神神経免疫病理学（NLM 認証）、性科学、精神病理学。

著書『こどもの心と身体の健康』（JMC ストレス医学研究所）、『心理臨床大辞典』（培風館）、『凍てつく閉鎖病棟』（社会批評社）、『反抗期は二度訪れる』（社会批評社）、『精神神経免疫病理学と現存在分析』（総合医学社）、『外科医は内科医に、内科医は外科医に学び研修医は謙虚に習う』（批評社）他、20数冊。
英文書籍
Psychoneuroimmunopathology（Maruzen）,
Introduction to Psychopathology and clinical practice（Bibliobooks）,
Psychopathology explains Endocrino-immunological responses.
他、日英独論文集・書籍多数。

「統合失調症」の本態を探る
―哲学まで進歩する精神病理学と科学として開かれた脳科学である
認知行動科学の狭間で「人間学」はどこへ行く―

2018年10月20日　第1刷発行

著　者　定塚　甫
発行人　大杉　剛
発行所　株式会社 風詠社
〒553-0001　大阪市福島区海老江5-2-2
　　　　　　大拓ビル5-7階
TEL 06（6136）8657　http://fueisha.com/
発売元　株式会社 星雲社
〒112-0005 東京都文京区水道1-3-30
TEL 03（3868）3275
装幀　2DAY
印刷・製本　シナノ印刷株式会社
©Hajime Jozuka 2018, Printed in Japan.
ISBN978-4-434-25240-2 C0047

乱丁・落丁本は風詠社宛にお送りください。お取り替えいたします。